逗号张文化
健康无忧
养生保健系列

U0281226

只有糖尿病患者知道

李文解　编著

审稿：许樟荣　郭启煜

编委：苏婉锦、吉梅、朱俊平、尹栋、钟卉、江大红、杨洁、韩东梅

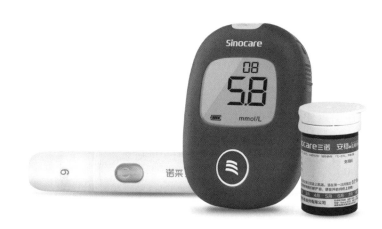

电子工业出版社
Publishing House of Electronics Industry
北京·BEIJING

图书在版编目（CIP）数据

只有糖尿病患者知道/李文解编著.——北京：电子工业出版社，2021.7

（健康无忧·养生保健系列）

ISBN 978-7-121-41459-6

Ⅰ．①只… Ⅱ．①李… Ⅲ．①糖尿病－防治 Ⅳ.①R587.1

中国版本图书馆CIP数据核字(2021)第124725号

逗号张文化
13910136213
全案策划

责任编辑：刘　晓

文字编辑：王欣怡

印　　刷：中国电影出版社印刷厂

装　　订：中国电影出版社印刷厂

出版发行：电子工业出版社

　　　　　北京市海淀区万寿路173信箱　　邮编：100036

开　　本：720×1000　1/16　印张：15　字数：348千字

版　　次：2021年7月第1版

印　　次：2021年7月第1次印刷

定　　价：78.00元

　　凡所购买电子工业出版社图书有缺损问题，请向购买书店调换。若书店售缺，请与本社发行部联系，联系及邮购电话：　（010）88254888，88258888。

　　质量投诉请发邮件至zlts@phei.com.cn，盗版侵权举报请发邮件到dbqq@phei.com.cn。

　　本书咨询联系方式：QQ1069038421。

序 一

许樟荣

战略支援部队特色医学中心主任医师、博士研究生导师

北京糖友联合诊所主任

国家卫生和计划生育委员会慢性疾病预防与控制专家委员会委员

国家心血管病专家委员会委员

中华医学会糖尿病学分会糖尿病足与周围血管病学组名誉组长

《糖尿病之友》杂志主编

　　这是一本有个性的医学科普书，书里故事的讲述者来自各行各业，从学生、务工人员、运动员到医生、营养师；年龄小的不足 10 岁，大的超过 70 岁。他们有的是糖尿病患者，有的是患者家属，他们有着共同的命运和责任，即与糖尿病做斗争。他们有着不同的抗糖经历和体会，并在抗糖征途中得到过许多人的帮助。

　　这些人的故事和经历生动感人，经验和体会弥足珍贵。他们得到过医生护士和众多糖友的关心与帮助，得到过亲友和同事的理解和支持。他们从沮丧、迷茫中走出来，从医学科学和人文关怀中获取力量，最终战胜了糖尿病，重获健康。他们愿意与更多的糖友分享他们的抗糖经验和人生感悟，分享他们的幸福，希望帮助广大糖友科学应对疾病、减轻糖尿病带来的心理负担和经济压力、预防和减缓糖尿病并发症的发生和发展。

在这些糖友中，有的是我熟悉的、时不时还通个电话的朋友，有的是没有见过面的"网络"熟人，当然还有不少是没有见过面的新朋友。作为一个从事糖尿病治疗近40年的医生和有几年糖尿病病史的患者，作为《糖尿病之友》杂志的主编和相关医学科普文章的作者，对于这些患者及家属的心情和体会，我感同身受。站在糖尿病专科医生的角度，我特别强调以下几点。

1. 患者是自己健康的第一责任人

再好的医生也不能代替患者本人的努力和自律。无论饮食控制、运动，还是吃药、注射胰岛素，无论血糖监测，还是定期随访，都需要患者自身的坚持不懈。如果有可能，患者最好写写健康日记。这种记录非常简单，睡前用十来分钟把当天吃什么、吃多少、活动量如何、有否特殊情况记下来；如果有监测血糖、血压，也可以把监测结果记下来；然后进行自我分析与总结。时间长了，患者就能知道自己该吃什么、吃多少合适，什么样的活动适合自己，漏服药或少打一次胰岛素会产生什么样的结果。与医生交流时，患者反映的情况会更客观，得到的治疗会更精准。

2. 相信医务人员至关重要

患者的个人经验也不能完全替代医学科学和临床实践的积累。医护人员是健康卫士，是生命的捍卫者。很多患者之所以病情发展迅速乃至走向死亡，不是因为医疗技术不到位、科学不发达，也不是因为医生、护士不尽职尽责或水平不够，而是因为患者及其家属不信任医护人员，拒绝了生命被挽救的机会！作为糖尿病患者，文化水平低不可怕，可怕的是懂一点相关知识，但又不专业。患者不遵医嘱十分可怕！无论从医疗的效果来看，还是从患者的利益来看，都需要医患之间彼此信任和合作。

3. 总体上，随着人体日渐衰老，胰岛素的敏感性下降和分泌功能减退，已是不争的事实

绝大多数2型糖尿病患者都需要服用降糖药物来维持血糖正常。服用降糖药并不那么可怕，关键是要控制好血糖及心血管危险因素，避免和延缓糖尿病并发症的发生与发展。糖尿病是否严重，并不在于患者是否用药，而在于患者是否伴有严重的糖尿病并发症，血糖、血脂、血压、体重等关键指标是否得到了良好控制。例如，一位 60~70 岁的糖尿病患者，尽管他已经服用降糖、降压和调脂药物，但他没有糖尿病并发症，血糖、血压、血脂控制良好，体重合适或略微超重，生活质量没有下降，那么他就是个很健康的人，甚至比一些没有患糖尿病的人更健康，这就是我所说的"吃药的健康人"。健康才是我们治疗的根本目标。

4. 换个角度看自己，就会有不同的心情

曾经有位 70 多岁的女性患者，因为在诊室前等的时间长一些，加之她来的时候还需要乘公交车，待她坐到我面前时，便攒了一肚子意见，她跟我诉说一大早乘公交车很辛苦、看病等的时间长。我听了一会儿，就问她："您看您能够早起乘公交车来，而且能等这么长时间，还能与我大声诉说您的不高兴，这说明您身体很好。您患糖尿病这么多年，并没有严重的并发症。当年您多次住院，与您同住的患者中还有几位能像您这样坚持在门诊看病，并且能很长时间不住院？您还不感谢医院和您自己吗？"她认真想了想，果然，当年与她一起住院的患者几乎都已经离开了人世。她能这么来一趟，说明她身体还不错！这么一想，她非常开心，看完病后高高兴兴地回家了。患上糖尿病是不幸的，但反过来想想，只要坚持科学治疗，尤其是在血糖监测的基础上用好胰岛素、规律饮食和运动，糖尿病患者享受正常人生并不是梦。我们这本书中就有 50 年以上 1 型糖尿病病史但没有严重糖尿病并发症的故事讲述者。英国前首相特蕾莎·梅也是糖尿病患者，她的工作压力和忙碌状态是大部分患者无法想象的。

5. 该书中有相当一部分篇幅在讨论饮食和运动

的确，饮食和运动是糖尿病治疗的基础。管不住嘴、迈不开腿，仅仅靠吃药和打针还是不够的。糖尿病讲究的是个体化治疗和综合达标。治疗不达标是不行的。本书中有不少这方面的成功经验和深刻体会。希望我们的读者能够结合这部分内容践行合理饮食、适量运动。

我通读了全书，获益匪浅。患者是医生的老师，医生总是在诊治疾病的过程中提高自己的能力，在与患者的沟通中实践着所学的知识。感谢所有参与这本书创作的人，特别感谢李文解主任邀请我作序，给我学习的机会。

本书作者李文解有特殊的经历，他担任过《糖尿病之友》杂志的编辑和编

辑部主任，这使得他能够接触到大量来自医生、患者两方面的稿件。尤其是许多热心的患者在控制好自己的糖尿病后，十分乐于总结个人抗糖的经验体会，并热切地希望与人分享。因为在与糖尿病斗争的过程中，他们同样得到过医生、护士和其他患者的关心与帮助，得到过家人和同事的理解和支持。他们愿意以这种特殊的方式回报社会。将患者的叙述转为文字，将个体的经验体会整理成能被广大患者实践的科学知识，李文解主任有心也有条件做好这两方面的工作。此外，《糖尿病之友》和他现在任职的三诺糖尿病公益基金会，使他有机会接触大量的糖尿病专家，并获取丰富的糖尿病科学知识。该书有糖尿病患者的经验体会，也有专家的点评和旁注，这就是理论与实践的结合。

总之，这是一本由患者、医生和媒体人员共同完成的糖尿病科普著作。我相信，阅读该书，可以使糖尿病患者及其家属放下思想负担，掌握更多科学、合理和可应用的知识，战胜糖尿病带来的种种不幸。一个人的疾病，是一个家庭的不幸，也是社会的不幸。从这个角度讲，该书的出版是作者和出版社，以及书中这些"抗糖卫士"对社会做出的共同贡献，我谨向他们表示崇高的敬意！

序 二

郭启煜

中国人民解放军总医院第六医学中心内分泌科主任医师，教授，研究生导师

中国老年保健协会糖尿病专业委员会副主任委员

中国医师协会内分泌代谢科医师分会第一、二届委员

北京糖尿病防治协会理事

文解要出书了，这原本是预料之中的事，因为我知道在过去的十余年间，他写了大量关于糖尿病的文章，其中有很多篇我都读过，印象颇深。把这些文字梳理成册、编辑出版，是水到渠成的事情，但当我听到这一消息的时候还是略感意外的，诧异于这顺理成章之事他竟然拖了这么久。

无论如何，我发自内心地为他感到高兴。

文解托我为新书写序，我欣然应允。

翻看着那些或熟悉或陌生的书稿，我的心情难以平复。那一个个鲜活的故事既让我兴奋，也让我感动。我常常会有一种错觉，感觉我正坐在我的诊室里面，故事里的主人公就坐在我的对面，平静或焦虑地讲述着他们自己的故事。这些故事有长有短，有悔恨有欣慰，有教训有反思，或跌宕起伏，或静若止水。

毫无疑问，我是非常喜欢这种氛围的。面对面听患者讲述他们自己的故事，是我临床工作的一个非常重要的组成部分。我一直认为，患者的故事弥足珍贵，故事中的很多元素常常会成为我们临床决策的重要依据。在循证医学备受推崇的时代，我坚定地认为，来自患者的故事与经验同样也是重要的循证线索。对于内分泌科的医生来说，多倾听患者的故事，加强与患者的沟通，提升患者的参与感，是有效控制糖尿病人群扩大的不二选择。

随着生活水平的逐步提高，中国糖尿病的患病率与患病人数与日俱增。糖尿病对人体的危害主要来自血糖水平升高所导致的各种慢性并发症，包括大血管并发症与微血管并发症，它们可对心、脑、肾、眼等人体诸多重要脏器造成损害。糖尿病导致的各种慢性并发症已经成为中国居民残疾与死亡的重要原因之一。糖尿病已经成为中国最重要的公共卫生问题之一。毫无疑问，糖尿病是中国当代慢性病防控的基础与重点，我们必须直面来自糖尿病的严峻挑战，积极做好糖尿病防控工作。

糖尿病的治疗不是普通意义上的治疗。糖尿病的治疗属于预防性治疗。糖尿病治疗的核心目的就在于预防并发症——防止或延缓这些并发症的发生与发展，降低其致残率和致死率。糖尿病的治疗也是没有疗程概念的，如果说有，那就是患者的余生。对糖尿病的治疗往往需要持续终身，是糖尿病患者一辈子的"事业"。而且对于糖尿病患者来说，糖尿病的治疗主要是在医院之外进行的，是以患者为主体的，是全天候的。因此，糖尿病患者本身的行为和自我管理能力自然也就成了糖尿病治疗能否成功的关键因素。在糖尿病的治疗体系中，相关医护人员的合理诊治与持续关注固不可少，但在糖尿病的终身管理过程中，患者肯定是居于主体地位的，没有患者积极主动的参与，糖尿病的治疗是不可能取得任何成效的。

对于糖尿病患者来说，良好的血糖管理是糖尿病治疗的重中之重。只有实现良好的血糖管理才能更有效地预防与糖尿病相关的各种慢性或急性并发症发生，更大限度地降低糖尿病并发症所导致的残疾或死亡风险。实现良好的血糖管理，常常需要采取多种措施、综合管理。饮食控制、运动锻炼、药物治疗、血糖监测和糖尿病知识学习常常被称为糖尿病综合治疗的"五驾马车"。这五项措施同等重要，缺一不可。

糖尿病患者的血糖管理强调精细降糖、安全达标。要实现精细降糖，就必须充分意识到糖尿病患者血糖变化的复杂性与多样性。影响血糖变化的因素有很多，比如治疗药物的选择与剂量调整、饮食的因素、运动的方式与运动量、血糖监测条件、情绪的波动、睡眠状况等。只有兼顾好各项影响因素，才能有效地实现安全达标。安全达标才是有意义的达标，不安全的达标不仅不能使患者获益，而且往往是有害的。因为与高血糖相比，低血糖的危害更大，常可引发严重的后果。因此，要实现良好的血糖管理是非常不容易的。可以说，血糖管理不仅是一门科学，更是一门艺术。

对于医生来说，只看血糖数据显然是远远不够的，还应该努力挖掘这一串串枯燥的数字背后所隐藏的真相。因此，医生必须加强与患者之间的有效沟通，认真倾听糖尿病患者的讲述。

医生与患者对疾病的认知是不可能完全相同的。从疾病的角度来说，医生是观察者，而患者是体验者，患者在用自己的血肉之躯实实在在地体验着疾病的发展进程，真真切切地忍受着疾病给他们造成的损害。作为患者，其实他们是非常希望有人能理解他们的感受的，尤其是来自医生的理解与同情，我想，但凡有过患病经历的人都会有同感。

我们这些做医生的，只有真诚地面对患者，多倾听患者的心声，多问几个"为什么"，努力换位思考，才能真正融入患者的世界，获得患者更多的信赖。我们也只有真正进入患者的故事之中，才能走进患者的内心世界，真切地感受他们的喜怒哀乐与酸甜苦辣，准确地把握患者的情绪波动与心理变化，并及时进行疏导和抚慰，这必然会促进医患之间的互相理解，在营造更加融洽的医患关系的同时，体现更多的人文关怀。

我认为，每一个来自糖尿病患者的故事都弥足珍贵。对于其他的患者，是一种借鉴；对于医生来说，既是借鉴，更是宝贵的资源。这些源于实践的经验，朴实真切，值得借鉴。

把你们的故事讲给我们，我们洗耳恭听。

在抗击糖尿病的漫漫征途上，让我们携手并肩，砥砺同行。

自 序

2008 年，天津。

站在我面前的是一位 60 多岁的患者，他个子不高，穿着一件青色的夹克，侃侃而谈。他从患病第一次住院讲起，讲到自己走过的弯路，讲到自己的饮食、运动、参加过的糖尿病教育活动、认识的糖尿病患者和医生，以及目前每天的生活安排，讲到最后，他突然有点黯然神伤："从我患病到现在，一共 20 多年了，跟我同一个病房的 4 个人除了我，全都'走'了。我总结了原因，发现他们无一例外都死于无知，因为不了解糖尿病，所以选择了错误的生活。"

如果说之前传播糖尿病的相关知识只是我的一份工作，那么从听到这位患者说这段话的那一刻起，我内心隐约觉得这应该是一份事业。

根据《中国 2 型糖尿病防治指南（2020 年版）》，中国 18 岁以上的人糖尿病患病率为 11.2%，而糖尿病的知晓率、治疗率和控制率分别为 36.5%、32.2% 和 49.2%。如果不加以控制，将会有很多人像这位患者说的那样，"除了我都'走'了"。

那为什么这位患者能保持健康呢？他给出的答案也很简单："走正确的路，享受美食，加强运动，定期监测，学习糖尿病知识，科学用药，开开心心。"

从 2008 年到现在，我从事糖尿病知识传播已经整整 13 年了。在这 13 年间，我从一开始采访大量的临床医生，到后来认识各种各样的患者，我被很多患者的言行所触动。

例如北京的"咖啡姐"，患1型糖尿病近40年，没有并发症，她利用杂志、微信群、微信公众号不断介绍自己的经验；天津"老大"（又称"自强"）患1型糖尿病30多年，所有指标都正常，长期利用自己的业余时间组织活动帮助其他糖尿病患者，并开办了公司，招收了好几个糖尿病患者为员工；四川的"土豆"老师在得知丈夫患上糖尿病后，特别无助，但在了解到运动可以降糖后，她拉着丈夫一起坚持健康的生活方式，3个月后丈夫的血糖、血压、血脂全都达标，她激动得泪流满面。

但同时，我与开头提到的那位患者一样，隔段时间就会因一些患者的悲剧而备受煎熬：2016年，我一直紧密联系的大才女、患1型糖尿病20多年的廖烨走了，去世时，她才32岁；同一年，安徽一对同时患上1型糖尿病的双胞胎姐妹，其中一个因尿毒症也走了；2017年，我同学的岳母，因2型糖尿病并发症而病危；2017年年底，我去湖南常德探望一位貌美如花却随时有"凋谢"风险的糖尿病患者，她患1型糖尿病16年，并发症缠身，她只希望把她的教训告诉更多的糖尿病患者，让他们不要重蹈覆辙。探望快结束时，27岁、身高1.65米、体重只有35千克的她，躺在病床上弱弱地说了一句："我想活下去。"

我一直在控制得好和控制得差的糖尿病患者中穿梭，时常看到这些患者茫然无措的样子，我一边写着糖尿病科普文章，报道"控糖"故事，一边为这些故事的主人公感动和悲伤。当手指离开键盘，靠在躺椅上仰望天花板时，我依稀看到了中国糖尿病患者的未来。

也就在这时，我在"分答"软件平台上收到了一条读者关于糖尿病的提问，当我回答完后，他问我：为何不写一本书，让更多糖尿病患者知道正确的知识呢？

我一开始对此并没有太大的兴趣，因为我觉得大众对阅读并不感兴趣，如果大家愿意学习，那么中国的糖尿病患者不应该是现在这个样子；而且市面上关于糖尿病的书籍已经太多了，我并没有足够的底气通过写一本书来拯救世人。

但后来我想通了，因为即便这本书只能影响一个人，那它也算是拯救了一个人。我决定把我认识的这些糖尿病患者的经验都写出来，这也算是对接受过我采访的糖尿病患者的一个交代。

书名定为《只有糖尿病患者知道》，并非说医生就不知道。它包含了两层意思：一是糖尿病患者的痛苦和糖尿病给他们带来的变化，只有他们自己知道。无论我们多么设身处地、多么换位思考，都无法体会到他们在确诊时的那种无助、恐惧、沮丧。曾经有一个聪明、可爱的孩子被确诊为1型糖尿病，他的妈妈说："我感觉天都塌下来了，我觉得自己是全天下最孤独的人。"无论我们多么理解这句话的意思，都无法体会到这个妈妈的痛苦，也体会不到孩子面对针头的恐惧。

二是在控制糖尿病的过程中，有很多糖尿病患者独有的经验，真的只有他们自己知道。比如在职场上，在给客户讲解方案时突发低血糖，需要糖水急救，却又不能被现场的同事和客户知道，这时应该怎么办？又比如在运动中，打羽毛球多久血糖会开始下降、多久后需要休息……这些经验必须靠糖尿病患者结合自身的情况去摸索，别人不会知道。

当然，除了"控糖"经验，我还希望糖尿病患者能从这本书里获得能量，收获快乐和感恩，在轻松阅读故事的过程中，获得经验和抗击糖尿病的勇气。

当我开始整理这本书的稿件时，脑海中有100多位糖尿病患者的名字涌现了出来，稍加整理，就有了20多万字。后来在编辑老师精益求精的修改下，成了读者眼前这本书的样子。

以前读书在看到序言时，我觉得里面很多感谢的文字很"假"。很抱歉，写到这里，我可能也让你有了同样的感受，虽然我以下的感谢语都是发自肺腑的至真至切之语：

首先，感谢《糖尿病之友》杂志。在那里，我收获了健康媒体传播类的各项大奖，同时开启了我与各类糖尿病患者打交道的大门，这本书里还收录了很多我当时的采写文稿，这些文稿的使用均获得了杂志社的授权。感谢许樟荣教授和郭启煜教授作序审稿。许樟荣教授是《糖尿病之友》杂志的主编，郭启煜教授多年来于我而言亦师亦友，两位不但医术高超，时时刻刻为糖尿病患者着想，而且各自都出版了关于糖尿病的科普书籍，他们从自己的专业角度为我提出了很多好建议。

其次，感谢三诺生物传感股份有限公司和三诺糖尿病公益基金会，因为在这里工作多年，我得以持续不断地与各位糖尿病患者打交道，学习了更多的知识。这本书里的很多经验都来自三诺血糖仪的用户。

再次，感谢我朋友圈里的几千位糖尿病患者和一直与我保持紧密联系的医生朋友，是你们让我相信医患之间没有矛盾，缺少的只是沟通。如果所有医患关系能以爱和信任为基础，那么这个世界将会减少很多争吵和不宁。

最后，感谢策划编辑晓湖老师。正是因为她的不抛弃、不放弃，才有了我的不断坚持。书稿前后差不多准备了3年，这期间晓湖老师一直在督促和帮助我，没有她，就不会有这本书。

我想引用以前写过的一句话："也许你放在路边的一瓢水，并不能解决所有路人的口渴问题，但是因为有了这一瓢水，所有的路人都有了继续往前走的动力。"

希望这本书，就是这样的一瓢水。

编辑说明

本书的文章写于不同年份，在最终成稿时，我们保留了写稿时的时间，比如某患者2000年确诊，如果文章写于2012年，那么他的病程就是12年。很多文章在介绍患者时都会提到"没有任何并发症"，但可能到了书稿出版时，他已经出现了并发症。因此，请大家以动态的眼光看待这些问题。另外，为了便于糖尿病患者理解，文章中的很多词语保留了口语化的表述。

目 录

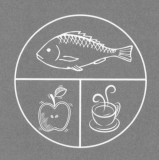

1

饮食篇

控制糖尿病，从"管住嘴"开始

托马斯·潘恩说："那些想收获自由所带来的美好的人，必须像真正的人那样，要承受支撑自由价值的艰辛。"

很多糖尿病患者说：我希望能想吃就吃，而不要过着"这也不能吃，那也不能吃"苦行僧一般的生活。但事实上，很多病情控制得好的糖尿病患者，都是想吃什么就吃什么的，而且血糖还不高，也没有并发症。

这是因为他们在享受自由前，承受了支撑自由价值的艰辛。这种艰辛体现在两个方面：

（1）系统地学习糖尿病饮食知识。

（2）改掉之前"醉生梦死"的生活方式。

经历了这两种艰辛，你才可以收获饮食的自由。

有人总结说：能控制糖尿病的人都很可怕，因为他们有坚定的意志。这句话一点没错，控制住了嘴就能很好地控制糖尿病，控制住了糖尿病就能拥有更健康的身体，有了更健康的身体就能更好地享受人生。

本篇的饮食知识由糖尿病患者的经验加专家点评组成。所谓经验，一般都是糖尿病患者通过实践整理出来的个人知识，因此较个体化，读者在阅读的时候切记不要照搬；而专家点评则适合大多数糖尿病患者学习，建议读者在阅读的时候，结合两方面的内容一起学习。

方青卓
学会热量交换可以吃很多好吃的食物

小档案

方青卓，著名演员，中国公益事业形象大使，糖尿病宣传志愿者。影视作品有：《皇嫂田桂花》《隋唐英雄传》《别拿豆包不当干粮》《有话好好说》等。

患者故事

我是在 2009 年被检查出患有糖尿病的，当时也挺害怕。因为我特迷恋巧克力，就像有些男士迷恋香烟一样。我的第一反应就是：以后是不是不能吃巧克力了？

在住院期间，我从头学习了糖尿病知识，并掌握了科学饮食方法。很重要的一点是，我得知自己还可以吃巧克力，只要少量地吃、尽量吃黑巧克力即可。我就想：生活还是很美好的！

以前我食欲极强，500 克虾，一顿全做了；一个大馒头，一分钟解决掉；拍电视剧的时候，你能想象我可以一天吃掉一个大肘子吗？我最讨厌别人把肘子切成片，也最讨厌吃炒肉丝，多不过瘾啊！小时候我还喜欢在馒头片上抹点猪油，再放点盐或糖烤着吃，那味道真是美极了。

为控制血糖，现在我每餐只吃两个菜，吃香蕉时只吃一小段，吃青苹果时只吃半个……吃饭的时候我要等凉一点再吃，细嚼慢咽；而为了防止低血糖，我随身带着小点心，有饼干、黑巧克力等。我知道，吃黑巧克力比白巧克力要好，因为黑巧克力的热量更低。嘴馋的时候，我会少吃点米饭或其他的食物，通过热量交换，我就可以吃很多好吃的食物了。今天控制饮食就是为了明天的健康。

面对糖尿病，我们除了内心要坚强，在生活中也要坚强。如果你不控制饮食，就会让不良生活习惯影响到孩子和其他家人。现在患糖尿病的儿童也越来越多了，做妈妈的要跟孩子一起坚持，共同抵抗糖尿病。

专家点评

长期饮食结构不合理（如高油、高糖）是引发糖尿病的重要原因之一。此外，吃得过多、过快都是不科学的饮食习惯。

专家点评

糖尿病患者的饮食，重在总量控制，营养均衡。要想血糖稳定、身体健康，就要从"管住自己的嘴"做起。所以，"今天控制饮食就是为了明天的健康"这句话是很有道理的。

得了糖尿病，很多人都会有一个错误的认识，认为这也不能吃，那也不能吃。实际上，糖尿病患者的饮食方式是一种健康的饮食方式，总结起来就是：种类多样，搭配合理，营养全面。只要营养均衡了，糖尿病患者都能像方青卓女士一样享受各种美食。

设计科学的饮食方案，可以分三个步骤。

第一步：确定每日所需的总热量

1.计算标准体重

《中国2型糖尿病防治指南（2020年版）》推荐的标准体重的计算方法为：男性标准体重（千克）=［身高（厘米）–100］×0.9；女性标准体重（千克）=［身高（厘米）–100］×0.9–2.5。根据我国体重指数（体重指数BMI是世界卫生组织推荐的国际统一使用的肥胖分型标准，用体重的千克数除以身高米数的平方所得）的评判标准，BMI≤18.5为体重过低，18.6~23.9为正常体重，24.0~27.9为超重，≥28.0为肥胖。

2.判断每千克体重需要多少热量

不同身体活动水平的成年糖尿病患者每日热量供给量如下表。

成年糖尿病患者每日热量供给量（千卡/千克标准体重）

身体活动水平	体重过低	正常体重	超重或肥胖
重（如搬运工）	45~50	40	35
中（如电工安装）	40	30~35	30
轻（如坐式工作）	35	25~30	20~25
休息状态（如卧床）	25~30	20~25	15~20

3.计算每日所需的总热量

每日所需的总热量 = 标准体重（千克）× 每日每千克标准体重所需热量。

举个例子：王先生，60岁。身高170厘米，体重80千克。每天就是买菜、散步。那么他的理想体重就是：（170–100）×0.9=63千克，而他目前的真实体重是80千克，属于超重。

按照轻体力劳动、超重或肥胖人群每日每千克标准体重所需热量计算，他每日需要的总热量=63×（20~25）=1260~1575千卡。

第二步：计算每日所需食物交换份

每日所需食物交换份 = 每日所需总热量 ÷90（标准交换份）；

王先生每日所需食物交换份 =（1260~1575）÷90=14~18份（取整数）。

第三步：合理分配一日三餐

人体所需热量主要来自三大营养素——碳水化合物、蛋白质和脂肪。世界卫生组织建议的三大营养素比例是：碳水化合物摄入量应占总热量的 50%~60%，脂肪占25%~30%（成人脂肪摄入量一般不宜超过总热量的 30%），蛋白质占 15%~20%。

按照这个比例，营养学家设计了不同热量的膳食组成表。糖尿病患者完全可以按照这张表来计算自己每日应该吃多少份主食，多少份蔬菜、肉蛋、油脂及乳类。

不同热量的膳食组成表

热量 （千卡）	交换份 数（份）	谷薯类		蔬菜类		肉蛋类		油脂类		乳类	
		重量 （克）	单位 （份）	重量 （克）	单位 （份）	重量 （克）	单位 （份）	重量 （克）	单位 （份）	重量 （克）	单位 （份）
1200	13.5	150	6	500	1	150	3	20	2	225	1.5
1400	15.5	200	8	500	1	150	3	20	2	225	1.5
1600	18	250	10	750	1.5	150	3	20	2	225	1.5
1800	20	300	12	750	1.5	150	3	20	2	225	1.5
2000	22	350	14	750	1.5	150	3	20	2	225	1.5
2200	24	400	16	750	1.5	150	3	20	2	225	1.5

假设王先生每日需要 1575 千卡热量，那么热量交换份一共为 18 份，谷薯类 10 份，蔬菜类 1.5 份，肉蛋类 3 份，油脂类 2 份，乳类 1.5 份。如果王先生血糖控制比较好，则可以根据饮食喜好减掉 1 份谷薯类，替换为 1 份肉蛋类。那么他一天的膳食构成就是：

谷薯类 9 份，蔬菜类 1.5 份，肉蛋类 4 份，油脂类 2 份，乳类 1.5 份。

同理，如果王先生想多吃其他食物，则可以在目前的膳食结构里减掉一部分，这样就可以吃得丰富，吃得营养，而且不会影响血糖。

（数据来源：杨文英教授著《糖尿病的防与治》——四川科学技术出版社）

热量为 90 千卡的食物（每 90 千卡为一个食物交换份）

食物类别	一份热量约为 90 千卡的食物（以下重量均为食物生重，除特别注明）
谷薯类 （主食）	25g 大米、小米、糯米、面粉、燕麦片、龙须面、通心粉、干粉条；25g 干莲子、绿豆、红豆、芸豆、薏米、干豌豆等；35g 生拉面、生切面、全麦面包；40g 馒头、花卷；75g 米饭、热面条；150g 粥；125g 红薯、白薯；200g 玉米 选择原则：尽量选择没有经过精加工的谷物，如全麦面包

食物类别	一份热量约为 90 千卡的食物（以下重量均为食物生重，除特别注明）
蔬菜类	500g 西红柿、黄瓜、茄子、大白菜、圆白菜、菠菜、油菜、韭菜、茼蒿、芹菜、莴笋、冬瓜、苦瓜、丝瓜、绿豆芽、鲜蘑菇、水浸海带；400g 白萝卜、青椒、茭白、冬笋；350g 南瓜、菜花；300g 鲜豇豆、豆角；250g 扁豆、洋葱、蒜苗；200g 胡萝卜、山药、荸荠、藕；150g 慈姑、芋头；100g 鲜毛豆、百合、鲜豌豆 **选择原则：** 选择新鲜蔬菜，并尽量变化种类；蔬菜可以适量多吃；不要放太多油，避免烹调时间过长；多吃深绿色蔬菜（如菠菜）和橙色蔬菜（如胡萝卜）
水果类	500g 西瓜、杧果；400g 木瓜；300g 草莓、阳桃、橘子、橙子、柚子、李子、杏；200g 苹果、梨、桃、葡萄、猕猴桃、樱桃、菠萝；150g 香蕉、柿子、荔枝 **选择原则：** 选择新鲜水果，并尽量变化种类。水果可以适量多吃
奶类	160g 牛奶；130g 酸奶；25g 低脂乳酪片；20g 奶粉 **选择原则：** 尽量选择低脂低糖的乳品
肉蛋类	350g 水浸海参；150g 鸡蛋清；100g 去皮鸡肉、虾、蟹肉、水浸鱿鱼；80g 鱼肉；60g 鸡蛋、鸭蛋、鹌鹑蛋；50g 瘦牛肉、猪肉 **选择原则：** 选择含脂肪少的瘦肉，首选鱼肉和鸡肉；禽肉类注意去皮；鸡蛋（包括蛋黄）每天吃 1~2 个，选择白煮的烹饪方式为佳
大豆类	400g 豆浆；200g 煮豆；150g 嫩豆腐；100g北豆腐；50g豆干；25g干大豆、大豆粉 **选择原则：** 避免选择经过精加工、含油较多的成品豆制品
坚果类	15g 核桃、花生仁、杏仁、腰果、松仁、黑芝麻；25g 葵花子、南瓜子 **选择原则：** 不要超过推荐量太多；与果皮（如花生仁外面的那层红衣）一起吃
油类	10g 植物油 **选择原则：** 选择葵花籽油、大豆油、菜籽油、橄榄油、玉米油等植物油

李景坤
每天食谱坚持"一二三四五六七"原则

小档案

李景坤，76 岁，患糖尿病 36 年，至今没有发现任何并发症。如果你问他糖尿病患者是否应该少吃，他会很认真地告诉你：这种说法不对。因为"少吃"这个概念很模糊，新糖尿病患者对于什么是"少"不知如何把握。

患者故事

我查出糖尿病的时间是 1974 年 2 月 24 日。当时的我非常恐惧，因为那时我才 40 岁，正处于事业的上升期，突然患上这个病，让我对未来充满了担忧。

不过，医生很快给我吃了"定心丸"，他告诉我只要做到 4 点即可：多吃菜、少吃饭、吃好的、不吃甜的。当时我的亲戚朋友也都知道我患病了，于是纷纷带着贵重礼品前来探望，有送鸡蛋的，有送罐头的，最客气的是一位厂长，他送来了 2 斤白糖。在那个年代，2 斤白糖是相当高规格的礼品，他以为送了个好东西给我，却没想到我根本不能吃。

对于"多吃菜"，我当时并不知道如何把握，有段时间我一顿能吃 2 斤菠菜；对于"吃好的"，我也不知如何理解，只好每天喝一斤牛奶；至于"少吃饭"，到底该少吃多少，我心里更是没底。

那时我干渴的症状特别明显，一次能喝一暖壶水。喝下去的水就像倒进了沙滩一样，根本起不了作用。

1994 年退休后，我成了书店的常客，遇到涉及糖尿病内容的书，哪怕只有一点点，我都会买下来，回去之后立即学习。

经过一段时间的学习，我给自己每天的食谱制订了"一二三四五六七"原则：一斤蔬菜（五种颜色齐全，叶瓜果根等形式都有），二两水果，三十克油，四份蛋白质（鸡蛋、牛奶、瘦肉、鱼），五两主食，六克盐，七杯水（每杯 200 毫升）。

专家点评

对于刚确诊的糖尿病患者，由于血糖值较高，医生一般都会建议不要吃甜食。但当血糖控制达标后，只要注意控制摄入量，糖尿病患者一样可以吃甜食。更多内容请见第 63 页。

只有糖尿病患者知道

食物要满足以下要求：

（1）品种齐全、比例适当、数量充足。

（2）低盐、低脂肪、低糖、低胆固醇。

（3）生熟搭配、粗细搭配、荤素搭配。

（4）热量平衡、酸碱食物平衡。

从一日三餐的安排来说，早餐可包含一袋燕麦片、一个鸡蛋、50克馒头、一小碟菜；中餐以炖菜和烩菜为主；晚上以拌菜为主，再喝一袋牛奶。主食为五谷杂粮。

由于我长期坚持恒定的总热量摄入和定量的运动，20多年来，我的体重上下波动从没超过1千克，同时血压、血脂、血糖、血黏稠度、体重、尿酸等数值都在正常范围内，到现在没有任何并发症。

专家有话说 怎样吃才能既吃得饱还不升高血糖

"吃得多"是糖尿病患者"三多一少"的典型症状之一。但患者在医院被确诊后，医生又会告诉患者"要少吃"，因为吃得多容易使血糖升高。越饿越不让吃，越不让吃越饿，这种难受的感觉恐怕只有糖尿病患者自己知道。

其实，得了糖尿病并不是不能吃，而是要学会吃。如果掌握了正确的方法，那么不但能吃饱，还能保持血糖平稳。建议大家从以下几方面着手。

控制总热量（如何计算总热量，请参考本书第23页）。需要提醒的是，计算总热量要算一天中所有进入口中的食物，如花生、瓜子、饮料等。不要小看这些零食，15粒油炸花生米相当于1勺油。所以，如果吃了瓜子、花生，就需要减少米饭或面食的摄入量。

不要等饿了再吃。一方面，饥饿容易导致低血糖；另一方面，饿了再吃的话，往往控制不住摄入量，会在短时间内补充大量的食物，从而导致高血糖。所以，在计算好一天的总摄入量后，需要掌握好每天饥饱的规律，然后将饮食分配到多个时间点，少食多餐。比如如果每天下午4点会感到饿，那么就在下午3点半左右加餐。将一日3餐分成一日4~5餐。白天每3~4小时进餐1次，睡前1~2小时再少量加餐。

改变吃饭的顺序。吃饭前喝点汤，可以增加饱腹感，然后吃蔬菜，再是米饭，最后吃点肉。同时，放慢吃饭的速度，避免在短时间内摄入过多的食物。

多吃点粗粮。粗粮热量较低，饱腹感较高。所以，多吃点燕麦、荞麦等，不但容易饱腹，还不会引起血糖升高。

每餐吃足够量的蔬菜。建议糖尿病患者每天吃1斤左右的蔬菜，蔬菜可以增加饱腹感，而且还不会引起血糖升高，此外还能补充身体所需的维生素。

殷立华
让舌尖适应清淡

小档案

殷立华，生于 1940 年，北京人。患 2 型糖尿病 10 年，有糖尿病大血管病变。于 2015 年做了心脏支架手术，术后一切正常。

患者故事

"食之厚味"伴我多年，已成积习。不论平日家中的粗茶淡饭，还是偶尔的饭店小馔，我都会狼吞虎咽，有滋有味地吃到"杯盘狼藉"。认识我的人都知道我胃口好，吃嘛嘛香。随着年龄的增长，我愈加喜欢口味重、油水大的菜肴。俗话说："要解馋，菜肴必须辣和咸。"每顿饭我几乎都能吃个"饭饱肚歪"，舒爽的心情溢于言表。我甚至觉得吃十分油腻、盐味重、调料多的"美味佳肴"是一种享受。

实践美味饮食

随着年龄的增长，特别是在退休以后，各种疾病纷纷找上门来，使我感到茫然无措。

某次看病时，医生的一句话给了我启发。她说："糖尿病患者首先要做好自我管理，我们医院开设了'糖尿病健康教育大课堂'，不妨听听。"

通过学习，我知道了控制饮食是稳定血糖的方法，还知道了治疗糖尿病的"五驾马车"，其中也有控制饮食。原来，我的问题主要出在饮食上。

从那之后，我开始在饮食上下功夫。然而我最初不得要领，做出来的饭菜难以下咽，这令我对饮食治疗心生疑惑：长此以往不得饿出个好歹来？但我心里明白，除此以外，我别无选择。于是我静下心来，开始虚心请教他人，自己反复实践。

时光飞逝，5 年多的时间过去了。我的烹饪技术日渐成熟，菜肴的味道也有了质的飞跃，由最初自己一人"独享"，到后来全家人都吃得津津有味。我也由过去的"饭来张口"变成家中名副其实的"大厨"。家人开玩笑地说我的糖尿病给他们带来了口福。

少盐小窍门

可以考虑在做菜时较晚放盐，或者起锅之后再放盐，同时减少盐的用量。因为人体对咸味的感觉仅限于食物的表层，所以采用晚放盐、起锅前洒入少量酱油的方法，就可以在同样的咸度下减少放盐的量。如果较早放盐，在起锅时盐已经渗入食物内部，在同样的咸度下人会不知不觉摄入更多的盐。

把肉用酱油略腌一下，然后放在烤箱中烤熟，是一个减少盐和脂肪摄入的好办法。由于烤肉表面撒上了多种味道浓重的调味料，因此无须大量盐便能引起人的食欲。把食物蒸熟后用少量调味汁蘸食，也可以避免食物内部接触盐从而达到减盐效果。

烹调时勾芡有两方面的作用：如果烹饪时没有放盐，仅仅依赖芡汁当中的盐，那么勾薄芡有助于减少菜肴的含盐量；但如果烹饪时已放入了盐，那么勾芡反而会让人摄入更多的盐。

生活方式的改变，让我小有"成就"。糖友们，你们还在等什么？让我们从现在开始，从改变生活方式开始，让舌尖适应清淡，走出一条独具特色的抗糖之路。

专家有话说 怎样烹饪少油、少盐又美味的食物

调味料不但能给菜肴增添酸、甜、咸、鲜等诱人食欲的味道，而且只要合理使用，还会对人的健康有益。

加醋时间不同，作用不同：做菜放醋的最佳时间在"两头"，有些菜肴，如炒豆芽，食材入锅后马上加醋，既可保护食材中的维生素，又能软化其中的纤维；而有些菜肴，如葱爆羊肉，食材入锅后加一次醋，其作用是祛膻、除腥，临出锅前再加一次醋，可以解腻、增香、调味。

温度最高时加入料酒：做鱼和肉制品时我们经常会用到料酒，料酒可以去除鱼、肉的腥膻味，增加菜肴的香气。料酒应该在整个烧菜过程中锅内温度最高时加入，这样腥味物质就能被乙醇溶解并一起挥发掉；而新鲜度较差的鱼、肉，应在烹调前用料酒浸一下，让乙醇浸入鱼、肉的纤维组织中去，以去除异味。

巧用增香调料：如花椒、胡椒、八角、茴香、桂皮等香料，均能使腥味减弱且能增香。用花椒和八角一起炝锅，既能增香又有营养。

巧用含盐调味品：酱油和酱都是发酵食品，里面有蛋白质、维生素和矿物质，而盐里则没什么营养成分，因此使用这些发酵的调味品能让我们获得更多营养，但一定不要放了盐再加这些调味品，否则会造成盐摄入量超标。而且，在烹调时最好最后放酱油，这样酱油中的氨基酸和营养成分能够得到有效保留。

用好调味料，且多用蒸、煮、炖、烩、焖的烹调方法代替煎、炒、炸的高油烹调方法，便可为糖尿病患者"保驾护航"。家里的掌勺人也要尝试开发新的菜式，研究新的烹调方法，这样才能不断推陈出新，做出健康的、美味的菜肴。

孙淑芝

我是营养师，我患糖尿病后是这样吃饭的

小档案

　　孙淑芝，临床营养师。同时她也是一名患糖尿病 30 多年的糖友。双重身份让她既能体会到患者的不易，又能因为医生的身份而收获良多。至今，除合并轻度的自主神经病外，其他如血脂、血压、胆固醇、糖化血红蛋白等的数值都在正常范围内（30 多年来，其糖化血红蛋白的数值一直在 5.1%~6.5%）。

患者故事

　　我是一名临床营养师，我深知控制糖尿病病情的重要性，在驾驭"五驾马车"的过程中，我十分投入，尤其在饮食上严格要求自己。不过 30 多年来，我并没有觉得饮食控制给我带来了痛苦，相反，它还给我带来了健康，也带来了许多欢乐。

家庭用餐原则

　　我坚持"早餐要吃好，午餐要吃饱，晚餐要吃少"的用餐原则。在食物选择上，我首先考虑的是营养价值，其次是怎么吃，也就是加工烹调方法。这样既可保证餐食营养，又可让家人有食欲。同时，尽量做到食物多样化，主、副食搭配丰富，以达到营养美味的目的。作为家里的主厨，在满足自己的同时，我也尽量满足家人的需求。

主食

　　我家的主食主要是用五谷杂粮加工的米面、各种豆类和具有营养保健或食疗作用的碳水化合物类食物，如杂粮米饭，包括大米加玉米糁子饭、大米红豆薏米饭、二米饭（大米和小米）、荞麦薏米黑豆饭、肉末土豆胡萝卜黄豆（泡发后）糙米饭等。

　　主食尽量做到粗细搭配、干稀搭配，尽量少做煎炸馒头片一类的食物。包子、馄饨、饺子类食物，原则上应肉少、菜多，加菌类，少放盐，并用橄榄油调馅。

粥品

　　玉米糁子花生米黑豆粥、玉米蛋花咸味粥、羊肉胡萝卜豆腐丁糙米粥、绿豆大米粥、山药百合大米粥、地瓜粥等，都是我家餐桌上的"常客"。糖尿病患者不是不能喝粥，关键是看喝什么粥。

蔬菜及菌藻类

　　秋、冬、春季可多做炖菜，但应少放粉丝。夏季可多做炝、拌、蘸酱菜。尽量选择

应季蔬菜，少吃反季节蔬菜。菌藻类可天天吃，它是炖菜的黄金搭档。我家晚饭必有的是木耳拌洋葱或拌苦瓜、圣女果，色彩丰富，可刺激食欲，有时拌菜中还会放醋、蜂蜜、枸杞子等。

肉类

我家常吃的禽类肉是哈尔滨的一种酱鸭。此外，我家还常做滋补的乌鸡汤，但很少会炸鸡腿、鸡翅。家人偶尔在外面买一些加工好的肉食品吃，但我也几乎不吃。

鱼是我家常吃的，主要是炖着吃，或做糖醋鱼，但很少煎炸；有时还搭配点豆腐、茄子、白菜等，做东北的"铁锅炖鱼"。至于虾，除了做盐水虾，家人还喜欢吃番茄大虾，有时也会用鲜虾仁给孩子做虾仁炒蛋、虾仁熘豆腐，或放在汤里提鲜。

至于牛羊肉，我家一般会在冬天涮着吃，牛肉有时也用来炖菜或做酱牛肉。我家吃猪肉相对少一些，只是偶尔会吃一点红烧肉、肘子、酱猪手。用高温炸的菜如锅包肉、熘肉段，我家几乎不吃。

蛋类

我家每人每天会吃一个煮鸡蛋或鸭蛋。

奶类

牛奶是我家早餐必有的，一般搭配薯类一起吃。有时我会把胡萝卜、土豆等蒸熟后加入牛奶、蜂蜜做成奶糊喝；有时会把土豆蒸熟加入牛奶、杏仁粉和蜂蜜，做成土豆杏仁奶，常食可美容养颜、止咳润肺。

烹调油

家中常备3种以上的油（不同的油，营养成分会略有不同），如大豆油、芝麻油、橄榄油等，但日常用量少，以保证菜品清淡。

调味品

我家常用的调味品有铁、维生素A强化酱油，低钠盐，糖，醋，料酒，芥末油，咖喱粉，芝麻酱，豆豉酱，虾酱，黑胡椒，花椒，大料，桂皮等，味精用得少。

专家点评

只要血糖控制好了，糖尿病患者是可以吃蜂蜜的。因为蜂蜜可以通便，对老年糖尿病患者是很有益处的。不过前提是一定要控制好血糖，并将蜂蜜兑水使用，以控制蜂蜜的量。

专家点评

只要血糖控制好，糖尿病患者是可以适量吃一些糖的，包括后文提到的各种含糖的零食。

零食

我常吃酸奶、坚果、各种应季水果，以及其他零食，如阿胶枣、黑巧克力、海苔、烤红薯、爆米花、黑芝麻糖等。偶尔也吃一点含反式脂肪酸的甜点或糖果。

饮水

除了白开水，我还饮用绿茶、普洱茶、决明子茶、咖啡、西洋参茶、夏天的玉米须水等，以及应季的蔬菜汁，如梨姜蜂蜜饮、木瓜奶、土豆杏仁奶、胡萝卜奶等。

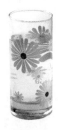

酒

我自己很少饮酒。对于糖尿病患者来说，一般也不推荐喝酒。如果实在想喝，要遵循两个原则：一是不能空腹喝酒，因为空腹喝酒很容易导致出现低血糖症状；二是注意喝酒的量，女性一天摄入不超过 15 克酒精，男性不超过 25 克酒精，每周不超过 2 次。

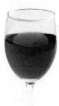

专家有话说 糖尿病患者的营养配餐原则

严格来说，糖尿病患者的饮食原则与健康人的没有本质上的区别。很多健康人觉得糖尿病患者过的是苦行僧的生活，是因为他们没有搞清楚真正健康的生活应该是怎样的。但由于糖尿病患者胰岛功能减退，在食物总量和营养素比例等方面与健康人的确又有一定区别。

中国居民平衡膳食宝塔（2016）

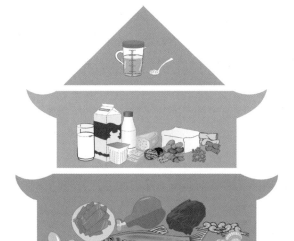
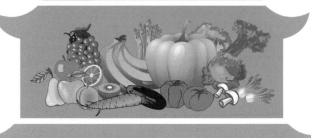
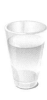

油： 25~30 克
盐： < 6 克

奶及奶制品： 300 克
大豆和坚果类： 25~35 克

畜禽肉： 40~75 克
水产品： 40~75 克
蛋类： 40~50 克

蔬菜类： 300~500 克
水果类： 200~350 克

谷薯类： 250~400 克
全谷物和杂粮： 50~150 克
薯类： 50~150 克
水： 1500~1700 毫升

中国居民平衡膳食宝塔（2016）告诉大家要注意饮食结构，合理搭配食物。具体每一种食物应该吃多少，请参考本书第 23 页内容。

只要控制好量，糖尿病患者什么都能吃，就连最忌讳的元宵，吃一个也是没问题的。可怎么吃才能满足营养需求是大有学问的，糖尿病患者每天要吃多种食物，可从谷薯、蔬果、肉鱼虾蛋、乳、油脂这 5 类食物中选择，每天每类选 5~8 种即可满足身体营养需求。

谷薯类：包括大米、白面、粗粮、红薯等。每天吃 5 种并不困难，例如在做米饭时除了放大米，再加入燕麦、玉米糁、糙米、红豆，一顿饭就能吃够 5 种食物；也可以吃点由白面、玉米面、黄豆面共同制成的馒头。

蔬果类：每天至少食用 250 克绿叶蔬菜。常见的绿叶蔬菜有菠菜、油菜、苋菜、小白菜、茴香、茼蒿、豌豆苗、甘薯叶、木耳菜、空心菜、西洋菜、草头紫、背天葵、莜麦菜、西蓝花等。同时要搭配其他不同颜色（红、黑、黄、白）的蔬菜一起食用。糖尿病患者须保证每天至少摄入 500 克蔬菜。

为增加每天摄入的水果种类，可以上午加餐时吃一种，下午加餐时吃一种。如上午吃半个苹果，下午吃 5 个草莓，这样水果摄入的种类就相对丰富一些了。

肉鱼虾蛋类：常见的肉类包括鸡肉、鸭肉、鱼、虾、牛肉、羊肉、猪肉等。糖尿病患者要挑选脂肪含量低的肉。肉中脂肪含量的高低，除与种类有关外，还要看老幼、部位和肥瘦程度。肥羊、肥牛的脂肪含量高，瘦羊肉、瘦牛肉的脂肪含量低；排骨和牛腩的脂肪含量高，腿肉和里脊的脂肪含量低。

蛋类除常见的鸡蛋外，还可以选择鹅蛋、鸭蛋、鹌鹑蛋、鸵鸟蛋等，换着吃，既可增加食用的种类，也更营养。

乳类：推荐糖尿病患者每天早餐喝 250 毫升牛奶，加餐时喝一杯酸奶，如果伴有血脂异常，建议选择低脂牛奶，也可以去大型超市购买低脂奶酪。

油脂类：包括坚果类食物和常见食用油。推荐糖尿病患者定期更换食用油种类，如这段日子用花生油，过些日子改用葵花籽油。比较适合中国人炒菜的油有：花生油、山茶油、非初榨橄榄油。需要注意的是，炒菜时油温不要太高，即尽量少让油冒烟，因为冒烟时油的温度在 200℃以上，会产生致癌物。

糖尿病患者每天食用坚果类食物不超过 35 克。为了增加摄入的种类，可以在家中多备一些种类的坚果，如花生、榛子、核桃仁、松子等。虽然坚果不可多吃，但可以搭配着吃。

看完以上内容，你有没有发现每天从以上几类食物中挑选 20 多种其实也并不难？

王文英

糖友不用怕，咱也能吃饱饭

小档案

王文英，1974 年被诊断出糖尿病，在长达 40 多年的"控糖"过程中，她结合长期以来学习的知识，摸索出了属于自己的方法，如今依然没有并发症。

患者故事

从 1974 年开始，我几乎每天上午 11 点左右必发作一次：有时头晕、心悸，有时恶心、呕吐，严重时还会晕倒。这可急坏了我的婆婆，她到处给我找治病良方。

一天早晨，隔壁新婚的小两口送来几块喜糖，新娘子剥开喜糖直接送进了我的嘴里。吃了这块糖，我一整天都没难受，更没晕倒，我婆婆高兴坏了。虽然她并不懂得吃糖可以对症治疗低血糖的道理，但她通过现象明白了：吃了糖，我的儿媳妇就不晕了。

于是，老人家拿着一堆点心去了隔壁，对人家说："我家文英吃了喜糖就不晕了，你们把喜糖都换给我吧。"那时我们都不知道，我患了糖尿病，不能吃太多的糖。

可是打那以后，婆婆逐渐掌握了规律，我犯病后她便给我吃一颗糖，就能以糖治"晕"。

善良的婆婆一门心思给我治病，遗憾的是无知带来了误治。其实我们婆媳俩一点儿也不懂糖尿病，我那时经常出现低血糖症状是因为我不吃早餐。那个时候条件艰苦，孩子又小，我哪舍得吃早餐？唉！我在错误的"控糖"路上徘徊了多少年啊！现在，经常有人问我为什么这么认真学习知识，其实很简单，我走的弯路太多、太长了，吃亏吃得多了就懂了一个道理——控制糖尿病绝对离不开知识。

20 世纪 80 年代，社会上还没有糖尿病大课堂，我就想法子通过多种渠道获取知识：去书店买糖尿病方面的书籍、看报纸、向医生咨询。慢慢地，我知道了糖尿病患者一定要吃早餐，

专家点评

当糖尿病患者的血糖低于 3.9mmol/L 时，就属于低血糖，症状可能包括头晕、心慌、手抖，严重甚至可能会晕倒。这时候如果及时补充糖水或糖块，便可以缓解症状。但是，如果糖尿病患者频繁出现低血糖，那就不能只靠吃糖去缓解，而应该事先预防，比如按时进餐，减少体力活动，并在医生的指导下减少药量。

一·饮食篇 控制糖尿病，从「管住嘴」开始

平时要少吃、多运动。得益于知识的补充和实践的积累，慢慢地，我的血糖和血脂逐渐达标了。

1995 年，被评为"上海邮电先进工作者"的我被调入北京。恰逢 1996 年北京糖尿病防治协会开始组织患者活动、学习，我感觉自己终于找到了组织，兴奋而主动地成了一名志愿者。每次活动我都早早来到现场，布置会场、引导听课、维持秩序、照顾老人。课上我认真听课，并记下大量的笔记。

多年来，我坚持每周去医院听大课堂 3~4 次。时间长了，知识丰富了，其他糖尿病患者向我咨询时，各种防治手段我都能信手拈来、滔滔不绝。

我的方法总结起来其实就 4 个字：吃苦耐劳。"吃苦"并不是要当苦行僧，患病这么多年来，我从来没亏待过自己的嘴。对糖尿病患者来说，最重要的不是记着什么不能吃，而是掌握吃的技巧。我通过测量餐后血糖来检验食物的选择、搭配方法，最终找到了正确的方法。

比如吃一根香蕉，我会在吃之前测一次血糖，吃完后 2 小时再测一次，如果血糖在正常范围内，那就说明我能吃一根香蕉；如果血糖升高了，那我下次就减半，血糖也许就正常了。日积月累，我发现糖尿病患者什么都能吃，只是什么都要控制住量。

下面我把我这么多年来吃饱饭的经验跟大家分享一下。

选对材料就成功了一半

小麦、黑米、荞麦、薏米、黄豆、黑豆、糙米、燕麦等杂粮熬成粥或蒸成饭食用，对血糖的影响都比较小，既营养，又美味。

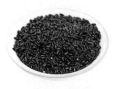

面食方面，无油烙饼比馒头的血糖生成指数低，挂面比切面、手擀面的血糖生成指数低。我就经常用全麦粉和芹菜、小白菜、苦瓜混合做菜饼，这样的菜饼，不仅血糖生成指数低、口感好，而且看起来花花绿绿的，能让人食欲大增。

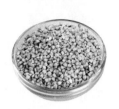

搭配成功，离终点又近一步

除了选择正确的材料，正确的搭配方案也非常重要。混合膳食是控制餐后血糖升高最有效的方式。混合膳食就是将血糖生成指数高的食物和血糖生成指数低的食物搭配起来吃。例如在小麦面粉中掺入全麦粉、荞麦粉、豆面粉来做馒头、发糕、烙饼等，或将大米和大豆、绿豆掺起来，做成杂粮饭、杂粮粥。这样糖尿病患者不仅能吃饱、吃好，还能保持稳定的血糖。

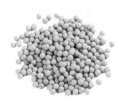

成功控制血糖的最后一步，就是学会正确的用餐技巧。饭菜上桌之后，糖尿病患者应当先喝汤，再吃菜，最后吃主食。让升高血糖快的主食慢慢地被消化掉，这种进餐方法有助于遏制餐后高血糖，还能增加饱腹感、控制热量的摄入，有利于体重的控制。近20年来，我的体重一直都在标准范围内，体重指数维持在22上下，这与我健康的饮食习惯有很大的关系。

另外，刚出锅的馒头、包子、饺子最好不要马上吃，放凉之后再吃也有助于降血糖。您想一下，刚出锅的大馒头吃到嘴里烫得不行，嚼不了几口就咽下去了，这样吃血糖升得能不快吗？

可见，只要生活中留心观察、认真总结，就不难找出适合自己的控制血糖的正确方法，让自己既能填饱肚子，又能照顾到饮食的营养均衡，最重要的是还能保持血糖的平稳。

最后，我可以给大家分享一下我平时的早餐：

我每天早晨都吃1个鸡蛋，喝1袋纯牛奶，吃我自己制作的杂粮饼和一小盘凉拌菜（冬天一般为凉拌萝卜，夏天为凉拌黄瓜）。吃了这样营养均衡的早餐，我一天都精力充沛。

专家有话说 怎样利用膳食纤维来吃饱饭

作者总结了很多吃饱饭还不升糖的经验，其中有一点是混合膳食。混合膳食就是将容易升高血糖的食物和不容易升高血糖的食物混合在一起吃。富含膳食纤维的食物就属于不容易升高血糖的食物，它在控制血糖和提高细胞对胰岛素的敏感性方面的作用已被证实，因而几乎所有的医生和营养师都建议糖尿病患者增加饮食中膳食纤维的摄入量。方法如下：

（1）在控制总热量的基础上，多进食膳食纤维含量丰富的叶、茎类蔬菜和菌藻类食物，如白菜、芹菜、菠菜、冬苋菜、蕨菜、海带、紫菜、蘑菇等。

（2）主食少用精制食物，多用粗粮、杂粮，如全麦片、糙米、玉米糙等。

（3）用加有膳食纤维或富含膳食纤维的食物代替精制食物，如用魔芋面条、荞麦面条、全麦粉面条代替普通精白面粉面条。

（4）将大米面和糙米面混合着吃，以降低膳食的血糖生成指数。

杨琨

出现低血糖症状时应该吃什么

小档案

杨琨，生于 1976 年，天津人。患 1 型糖尿病 31 年。创办了一家公司，还雇用了 4 名糖尿病患者。他定期组织糖尿病患者交流活动，连续两年举办"糖友春节联欢晚会"，这些活动和晚会吸引了来自全国各地的几百名 1 型糖尿病患者。

患者故事

我从小就爱吃甜食、爱喝甜饮料，还爱吃油腻的食物。

我的外公很瘦，但很健康，而且能吃肥肉。他 80 多岁时，仍没有任何内分泌疾病。每次吃肉，外公也挑肥的给我，我吃着也觉得特别香。我的父亲身体也很健康，45 岁时还参加了义务献血。

20 世纪 80 年代，父亲献血后，他的单位送来了很多含糖饮料，这些饮料都被我"日夜兼程"地"消灭"掉了。在这期间我恰好感冒了，还患了肠炎，又因为在学校上游泳课时被小朋友摁在水里不让出来而受到了惊吓。不久后，我便出现了"三多一少"的症状。父母及时把我送到了医院检查，结果显示尿糖 ++++，血糖 53mmol/L。我直接住了院，最后被诊断为 1 型糖尿病。此后，经短暂对症治疗（主要是使用胰岛素）后，我出院了。

生活习惯的改变很难，涉及方方面面，而且随着我一个人的改变，家人也要改变——我的父母、兄长和其他长辈都给了我很大的支持。我们从此不再使用纯糖，不再购买含糖食品，严格控制油和盐的摄入，不再食用高油脂食物，大量食用蔬果，并保证摄入足够的高质量蛋白质。从患病起，我就建立了良好、完整的护理记录，控制好时总结经验，控制不好时查找原因，这让我之后 31 年来所做的糖尿病的检查结果次次都为基本良好。

今天我给大家分享一个经验，即在出现低血糖症状时应该吃什么。

医学上一般认为糖尿病患者血糖 ≤ 3.9mmol/L 即为低血糖，很多人也往往会因此而认为只有在血糖接近或低于 3.9mmol/L 时，人才会出现低血糖的症状，如出汗、心悸、饥饿等。而实际上低血糖症状是因人而异的，血糖也是因人而异的。我根据自己多年的患病经历和众多糖尿病患者的情况，总结如下：

（1）新患病的糖尿病患者，因确诊前的血糖较高，而确诊后采取了相应的降血糖措施，因此当血糖还未降到3.9mmol/L以下时，就会出现相应的低血糖症状，如饥饿感。

（2）长期患病且血糖控制得并不好的糖尿病患者，一旦采取了对症的降血糖措施，其血糖就有所降低，但是还未降到3.9mmol/L以下时，便会出现相应的低血糖症状，如出汗、心悸。

（3）病程长但是血糖控制得相当好的糖尿病患者，即使血糖降低到了3.9mmol/L以下，也不会出现低血糖的症状。

前两种情况都是因为前期的血糖过高，采取了对症有效的降低血糖措施，才会出现类似于低血糖的症状的。这两种情况出现的症状往往先是浑身发热、出汗，其次才是心悸和饥饿，而即使有了饥饿感，患者的血糖也不一定达到或低于3.9mmol/L。

第3种情况比较特殊，因为患者有长期的病史，因此其血糖阈值有所改变，特别是血糖控制严格的糖尿病患者，他们的血糖阈值往往偏低，即当血糖接近或低于3.9mmol/L时，他们很可能也不会有任何的低血糖症状，个别的患者血糖降到0.8mmol/L时也不会有任何低血糖症状。而这些糖尿病患者的低血糖症状通常先表现为精神的异常，如大声言语、躁动、平衡能力差、固执等，其次表现为因血糖过低而抽搐，最后才是昏迷。

当出现低血糖症状的时候，我们应该怎么办呢？

对于简单的低血糖，通常也就是上面我所举的第1、第2两种情况，因其血糖尚未低于3.9mmol/L或刚刚降到3.9mmol/L以下，因此进食少量的碳水化合物后休息一会就可以了。

对于第3种情况，则重在预防和早期的救治，一般在出现早期精神症状的时候可少量饮用碳酸饮料或者15克的葡萄糖水，待15分钟后复测血糖，当血糖高于3.9mmol/L后再适当进食含糖食品，比如水果等；另外也应随身携带一些碳酸饮料或者葡萄糖片，以避免出现意外。

最新研究表明，当糖尿病患者的血糖≤4.6mmol/L时，其体内的若干种有升高血糖作用的激素便开始起效，因此患者很容易出现低血糖症状。所以，糖尿病患者的血糖应尽量不低于4.6mmol/L，尤其是老年和儿童糖尿病患者。

为了避免发生危险，糖尿病患者外出时应随身携带应急的卡片，卡片上应有如下几项：

（1）可能出现的情况及症状。

（2）家人联系电话（可随时联系到）。

（3）出现情况后的紧急救治方法。

（4）长期就诊的医院名称及联系的医生姓名。

同时，糖尿病患者应养成随身携带一些碳酸饮料和葡萄糖片的习惯，以防万一，这对于病史较长的糖尿病患者尤为重要。

低血糖的危害性不仅仅局限于损害患者的肢体，它还会损害患者大脑中的海马结，造成患者认知功能障碍。如果低血糖的时间较长、性质较重，那么脑细胞将会因为缺氧而受到永久性的损伤，因此对于低血糖重在防而不在治。

专家有话说 出现低血糖症状后该怎么办

《中国 2 型糖尿病防治指南（2020 年版）》将低血糖进行了分级，包括：

（1）1 级低血糖：血糖 < 3.9mmol/L 且 ≥ 3.0mmol/L。

（2）2 级低血糖：血糖 < 3.0mmol/L。

（3）3 级低血糖：需要他人帮助治疗的严重事件，伴有意识和 / 或躯体改变，但没有特定血糖界限。

糖尿病患者在血糖 <3.9mmol/L 时，便需要补充葡萄糖或含糖食物。严重的低血糖需要根据患者的意识和血糖情况给予相应的治疗和监护（见下图）。

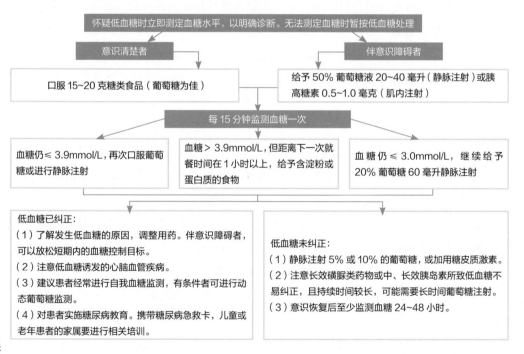

患者如果有未察觉的低血糖，或出现过至少 1 次严重 3 级低血糖或不明原因的 2 级低血糖，建议重新评估血糖控制目标并调整治疗方案，降低未来发生低血糖的风险。低血糖健康教育是预防和治疗低血糖的重要措施，应该对患者进行充分的低血糖教育，特别是接受胰岛素或胰岛素促泌剂治疗的患者。

汤淼鑫
科学饮食让并发症停留在原地

小档案

汤淼鑫，77 岁。北京人。退休前是华北电力设计院的一名高级工程师。患糖尿病 30 多年、腔隙性脑梗死 20 多年。经过多年努力，他摆脱了多个并发症的纠缠。

患者故事

我 1936 年出生，1976 年被发现有血糖紊乱情况。当时我想利用去各地出差的机会找防治办法及参考资料，可在那个年代，我连一本有关糖尿病的书都找不到。这样一直拖到了 1989 年，因为血糖已高达 28.0mmol/L，我被迫住院治疗 1 个多月。

几年后，我出现了最严重的情况——患上了腔隙性脑梗死，也就是"腔梗"（轻度脑卒中）。医生说我血糖、血压、血脂全都超标，如此下去将有可能瘫痪。可当时我的孩子正在上大学，如果我瘫痪了，那家里的妻子、孩子该怎么办？这个家该怎么办？为了家，为了不成为家人的负担，我下定决心排除万难，无论如何也要使各项指标恢复正常。

找到求知路，指标全达标

我四处寻找有关糖尿病治疗的知识，最初是听各大医院糖尿病医学讲座，之后又买来各类图书参考学习。学习到有关控制饮食、运动的方法后，我都会亲自试验。

最先开始改变并让我从中获益的是饮食习惯。我按照专家讲的内容，结合自身的情况，计算出我每天的进餐次数，例如每天进餐 7~8 次。之后我会在前一天按照"红黄绿白黑紫"（食物的颜色）的要求确定第 2 天的食谱，然后在第 2 天早晨去采购食材以保证食材的新鲜。我坚持每餐不重复，将蔬菜按种类、颜色进行搭配，主食以粗粮、细粮进行混合，再根据食物对血糖的影响进行荤素搭配，不易升高血糖的多吃，容易升高血糖的少吃。每餐之间我还会搭配一个核桃、一点芝麻、几颗花生，这样就既保证了每天各种营养素的摄入量，也将血糖控制在了标准范围内。

从 1993 年开始，我一边学习，一边自己实践，然后根据学到的知识和实践结果不断调整自己的治疗方案。1998 年，我的血糖、血脂、血液黏稠度等指标全部达标了。

战胜便秘的饮食法

在血糖不达标的年月，我经常便秘，而且由于大便过硬，我还患上了"马蹄瘘"，并住院做了2次手术。医生说要多吃蔬菜，但我多吃后，便秘症状还是不见好转。后来，经过多年的学习、实践与总结，我终于摸索出了依靠控制饮食来战胜便秘的方法。

（1）争取每天吃500~750克的蔬菜及少量水果，蔬菜要多样化，且要选用利于通便的种类。

（2）每天保证摄入适量的油脂，同时吃少量芝麻及坚果。

（3）主食要多样化，如吃少量红薯、玉米或燕麦片，有时焖米饭时放一些小米、绿豆或红小豆。

（4）白天要注意间断饮水，每天饮水不少于7~8杯（约1600~2000毫升）。

（5）不久坐，不憋大便，不喝凉茶。

腔隙性脑梗死也被控制住了

这些年来，我最大的收获还是控制住了腔隙性脑梗死。为了降低高尿酸血症加重血管硬化并引发痛风的风险，我试验用非药物疗法来降血尿酸。我采取的主要措施有：

（1）高嘌呤食物极少吃或不吃，如浓肉汤、海贝壳；中嘌呤食物适当少吃，能先焯一下的尽量焯一下，如瘦肉、豆、蘑菇；低嘌呤食物适当多吃，如萝卜、牛奶等。

（2）戒烟、不喝酒。

（3）确保水的摄入量，每天不少于7~8杯。

（4）控制盐的摄入量，少吃辛辣食物，不喝浓茶和咖啡。

（5）每天适当运动，坚持散步，每天不少于6000步。

（6）尽量不生气，办事尽量采取有序冷静的处理方法，绝不与人辩论、争吵。

（7）在营养科医生的指导下，采用食品多样化方案，保证营养均衡。

（8）不听信虚假广告，不乱用保健品和药品。

正是以上这些生活中的点滴积累，让我从此远离了卒中的危险。

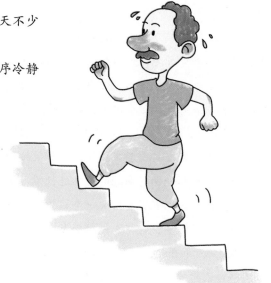

摆脱了牙疼的痛苦

自从患上糖尿病，我发现我的牙龈经常发炎。疼痛让我苦不堪言、夜不能寐，而这样的结果是血糖更加超标，曾经一度陷入恶性循环，严重影响了我的生活和工作。

1986年，我有一颗牙齿因牙龈发炎而脱落，过了两年又有一颗牙齿因牙龈发炎而脱落。直到1989年了解了"<u>五驾马车</u>"并学会利用它调控血糖后，我的牙龈发炎次数才开始慢慢有所减少，但每年仍复发。终于在2001年，我在大课堂上听到牙科专家讲护牙爱齿的知识，才恍然大悟，回家就开始按照专家的要求在每顿饭后都刷牙，一天刷5次牙，并且注意更换牙膏、牙刷，注意口腔卫生，牙龈稍有症状便马上寻求医生帮助，防止病情加重。到如今，我已经好几年没有再牙痛、没有再掉牙了。简单的刷牙，不仅减少了我的病痛，而且提高了我的生活质量。

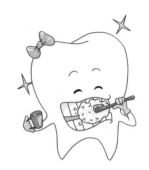

> **专家点评**
>
> "五驾马车"就是饮食控制、运动锻炼、药物治疗、血糖监测和糖尿病知识学习，这是目前全球公认的防治糖尿病最好的办法。

专家有话说 糖尿病患者吃绿叶蔬菜有要求

食用绿叶蔬菜的六大原则

现买现吃： 蔬菜越新鲜，其维生素 C 含量越高，各种营养素损失越少。虽然我们做不到采摘后就吃，但可以做到买来当餐就吃。

先洗后切： 流水冲洗、先洗后切，不要将蔬菜在水中浸泡过久，否则水溶性维生素和无机盐会流失过多。切好的蔬菜要迅速烹调，放置时间过长会导致维生素 C 氧化。

急火快烹： 如果加热过久，维生素 C 会被严重破坏。急火温度高，但时间短，蔬菜的氧化酶失活，这样可以减少维生素 C 的损失。

现做现吃： 避免反复加热，因为储存时间过长，会导致营养素丢失以及亚硝酸盐含量增加（亚硝酸盐可致癌）。

焯水要掌握时间：绿叶蔬菜焯水时要火大、水多，注意掌握科学的焯烫时间，最大限度地保留营养素。具体为：生菜开锅即捞，莜麦菜开锅1分钟、油菜开锅3分钟、茼蒿开锅5分钟时捞起。时间过长会使营养流失。

烹调绿叶蔬菜最好不加醋：在烹调绿叶蔬菜时加醋，会使绿叶蔬菜的颜色变为绿褐色，这是因为叶绿素在酸的作用下变为了脱镁叶绿素，既破坏了菜肴的美感，又降低了菜肴的营养价值。

绿叶蔬菜的烹调方法

炒：炒绿叶蔬菜要注意调料的使用。口味重一些的可以加一点蒜末等香辛料，各种蔬菜适合的香辛料不同，有的"爱"葱，有的"爱"蒜，有的"喜欢"八角，有的"喜欢"花椒。香辛料的添加可以减少盐的用量。炒绿叶蔬菜时要在起锅时放盐。

拌：常见的凉拌菜可以分为3种，生拌、焯拌和炝拌。蔬菜加调味汁或沙拉酱拌食，叫作生拌，如新鲜的莜麦菜蘸豆瓣酱食用；蔬菜用开水烫一下去掉生味再用调味料拌，叫作焯拌；蔬菜用盐和调料稍腌一下，然后炝锅后的热油拌食，叫作炝拌。

蒸：蒸是一种特别健康的做法。可以将蔬菜蒸好后加入调料拌食，也可以用绿叶蔬菜和面粉等拌匀后蒸着当主食吃。青笋、蒿子秆、生菜、圆白菜、芹菜叶、榆钱、苦菊等都可以蒸着吃。

涮：菜太少不值得炒一盘，或者想食用更多种类的绿叶蔬菜时，可以采取涮食的方法。涮食绿叶蔬菜可以自由控制菜的数量，味道也不错。需要注意的是，绿叶蔬菜不要煮太久，以减少营养素的流失。

如果把炒、拌、蒸、涮这几种烹调方法都融入日常饮食中，那么糖尿病患者一日绿叶蔬菜的摄入量便会大大增加，利于控制血糖。只要开动脑筋，糖尿病患者便可以品尝到用各种绿叶蔬菜做成的美味佳肴。

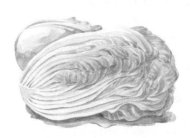

魏军

50年1型没有并发症，看我一日三餐的安排

小档案

魏军，17岁时患1型糖尿病，曾经反复出现酮症。最初注射用的针管是玻璃大针管，针头是不锈钢大针头，每次用后都需要用锅蒸以消毒；每天只能吃150克主食……走过很多弯路后，他掌握了正确的治疗方法，如今50年过去了，仍没有任何并发症。

患者故事

在没有被诊断出糖尿病前，我虽然总感觉没劲，有时还感到头疼，但又能吃、又能喝、又能尿——那会儿我还不满17岁，家长和我自己都认为这个年龄正是长身体的时候，能吃能喝是好事。看病时我们也没有跟医生说清楚症状，所以也根本就没有发现糖尿病。等在中医医院做检查时，才发现我的血糖值已达22mmol/L，尿糖++++，尿酮体强阳性。医生一看化验结果，就让我去找西医看，于是我就住进了北京友谊医院。

胰岛素不够，反复出现酮体

可是当时治疗糖尿病的条件没有现在这么优越，注射用的针管是玻璃大针管，针头是不锈钢大针头，每次用后都需要用锅蒸以消毒。

查血糖需要抽静脉血；饮食要严格控制，主食一天只能吃150克；还要多吃菜，不吃水果、糕点、糖等有甜味的食物。医生每天查病房，第一件事就是拉开我病床边的床头柜，看看有没有食物。那时我就想：我怎么这么倒霉，得了这个病！我连做梦都在想赶快治好病，那样我就什么都能吃了，也不用饭前打针了。

可是糖尿病不是我想象的那样，只要胰岛素一减量，我的血糖、尿糖的检查结果会异常，慢慢地我从医生口中得知糖尿病是一辈子的病，是治不好的。这让我受到了极大的打击，对生活没有了兴趣。

可爸爸妈妈为了给我看病，没有任何怨言，我只能鼓励自己振作起来。为了不让父母为自己担心，我一直努力控制着糖尿病。可是在那个年代，胰岛素很紧张，经常量不够，那阵子我开始出现了酮体——尿里有酮体是糖尿病的急性并发症，必须到医院治疗。

随着医学水平的不断提高，糖尿病的治疗方法也改进了不少，也有了胰岛素笔。胰岛素笔的针头很细小，打针时患者不会感觉到疼；同时胰岛素的种类也丰富了很多，能满足糖尿病患者的需求。

我今年70岁，得糖尿病有50年了。2018年8月我去北京酒仙桥华信医院做检查，结果显示我的糖化血红蛋白8.3%，稍微有点高，但好在目前还没有明显的并发症，医生帮我调整了治疗方案。我现在越来越懂得享受生活了，我相信，随着医学技术的不断发展，糖尿病的治疗方法会更好。

驾好"五驾马车"，我没有明显并发症

1982年，我有幸见到了北京协和医院池芝盛教授，我被池教授的看病方式深深打动了——池教授会把我们患者和医生一起带到一个小会议室里，大家围坐在一起，先让患者介绍自己是怎么吃饭、怎么吃药、怎样打针的，然后医生会参与讨论，最后池教授一一点评。

从那以后，只要有机会我就去参加这样的座谈会或者讲座，继续补充"控糖"知识，使自己的生活更精彩。

利用饮食控制血糖是重中之重，怎么控制首先要听医生和营养师的介绍，我自己也找一些书来看。我也经常参加社区和医院的健康大讲堂，听他们讲如何控制饮食，讲如何驾驭糖尿病的"五驾马车"。学习得多了，我便逐渐掌握和摸索出了一套有用的饮食控制方法。

这里我给大家分享下我的一日三餐，希望能给广大糖尿病患者提供一些参考。

早餐

早餐我一般吃1个鸡蛋，喝1袋牛奶（纯牛奶），配点西蓝花、圆白菜、木耳等凉菜，吃50克主食（杂面馒头）。做杂面馒头时，我会把各类豆或杂粮用高压锅煮熟分成一袋一袋的，每次做馒头时加点进去。这样做出来的馒头不仅好吃，还不易升高血糖。

午餐

午餐我吃75克主食，主要是米饭，至于肉类，我一般吃清蒸鱼或鸡肉、鸭肉、排骨，蔬菜保证每天吃500克以上。扁豆之类的少吃点，因为它们的血糖生成指数比其他绿叶蔬菜的要高。土豆、山药含淀粉多，也要少吃点。

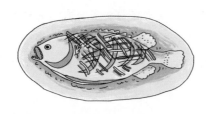

晚餐和加餐

晚餐，我吃 50 克主食，搭配鸡蛋、蔬菜。用餐时我先吃蔬菜再吃主食。吃拌凉菜时我会加点香油或橄榄油，放少量盐。

加餐我主要以西红柿、黄瓜为主，有时加无糖酸奶。打三短一长胰岛素的期间，我基本不加餐。过去打的是预混胰岛素，我会在两针中间加餐，方法是把一天的进餐量分成 5~6 份吃。

外出就餐和低血糖预防技巧

我们平时总免不了要外出，外出的时候第一点要注意的是预防低血糖，我包里会放瓶水，再带上无糖饼干，必要时吃点以预防低血糖。我的经验是不要等出现低血糖症状了再吃容易升高血糖的东西，要提前预防，平时在两餐中间适当吃点无糖食品，能有效预防低血糖。

外出第二点要注意的就是聚会点餐时要主动跟服务员讲清楚自己是糖尿病患者，以保证厨师做的饭菜适合自己吃。

专家有话说 糖尿病患者在外就餐技巧

糖尿病患者应尽量减少外出就餐的次数，这是糖尿病患者饮食控制的基本原则之一。如果必须外出就餐，应掌握好饮食的基本要点和原则，在控制病情、稳定血糖及享受美味间寻找一个恰当的平衡点。

要点 1：在外就餐谨防"腻"

所谓"腻"，是指高油、高盐和高糖。高油、高盐和高糖在某种程度上确实可增添膳食的风味和吸引力，是大部分餐厅招揽顾客的基本招数。

很多糖尿病患者平时在家吃饭时比较注意，一旦外出就餐，就会放松警惕，无形中摄入超量的油、盐、糖，导致血糖波动，还可能引发心脑血管并发症等一系列问题。

要点 2：每餐保证七分饱

"暴饮暴食"是糖尿病患者外出就餐的第一大忌，所谓"暴饮暴食"是指在短时间内进食大量食物，会导致血糖极速升高。虽然很多糖尿病患者已接受并遵循了"食不过饱"的饮食原则，但是外出就餐时常出现一次性摄入食物过量，结果不仅导致其中的大部分营养素（如蛋白质等）无法被充分吸收，更可引起血糖急剧升高，诱发急性胃肠炎、急性胃溃疡穿孔，甚至诱发心脑血管并发症或急性胰腺炎等。

要点 3：严格控制调味品的摄入量

调味品可使食物变得更加有滋、有味、有色，能促进食欲，还可去腥解腻。有些调味品本身就具有较好的营养保健作用，如很多人进食时喜好蘸点儿醋，既可调味，又可杀菌，值得提倡。但是有些糖尿病患者外出就餐时喜欢食用刺激性较大的调味品（如芥末、辣椒等），虽然可满足一时口味的需要，但是时间长了对身体不利，可引起消化不良、大便干燥、便秘等，有的还会升高血脂，像水煮鱼、香辣蟹等菜肴对糖尿病患者而言就是不适宜的。

要点 4：饮用酒类要谨慎

糖尿病患者若血糖大致平稳，糖化血红蛋白在 7.0% 及以下，无严重心、脑、神经、肝、肾脏病变，无频发低血糖反应等，可考虑少量饮用低度的干红葡萄酒（每日 100 毫升以内）。尽量不饮用白酒，特别是烈性白酒。

饮酒量应计算在每日的主食范围内，100 毫升干红葡萄酒相当于 25 克主食的热量，所以，饮酒时应减少相应的主食。一些所谓的糖尿病专用酒或无糖啤酒中同样含有碳水化合物和酒精，饮用时仍应计入每日饮食总热量中。

注意：糖尿病患者不能空腹饮酒，应尽量在饮酒前吃一些碳水化合物类的食物（如饼干或面包等）。口服降糖药或注射胰岛素治疗的糖尿病患者空腹饮酒可能导致低血糖的发生。

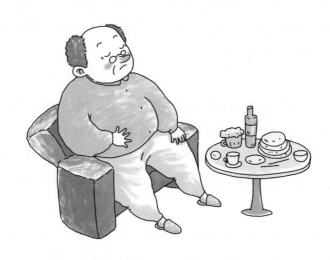

王时峰
我找到了糖尿病患者喝粥不升高血糖的窍门

小档案

王时峰，山西人。患 2 型糖尿病 5 年。

患者故事

"得了糖尿病就不要喝粥了！"

这是很多糖尿病患者在戴上糖尿病"帽子"后，听到的一句忠告，有些是听医生说的，有些是听其他糖尿病患者说的。在说这句话时，他们大都情之切切，眼神中流露出无尽的关怀。

只是，这句话让很多糖尿病患者很痛苦，因为喝粥是大多数人从小就有的习惯，喝了几十年，突然不让喝了，整个人都觉得不好了，血糖也自然会受影响。

刚开始我也是这样的，很不习惯。血糖稳定后，我就壮着胆子给自己熬粥喝，同时查了很多资料，学了糖尿病相关知识，终于找到了糖尿病患者喝粥的窍门。

"得了糖尿病就不要喝粥了"的 3 点内涵

第一点，血糖控制不好的时候，不要喝粥。

第二点，最好别喝白粥。喝白粥后血糖会快速上升，胰岛素水平也会迅速升高。但由于白粥消化速度快，血糖水平又会很快下降，人又会感到饥饿，这对控制血糖极为不利。除了大米粥，其他粥类如皮蛋瘦肉粥、生滚鱼片粥等，都是大米做的，虽然一点都不甜，但它们在升高血糖方面的作用都不可小觑。

第三点，在血糖控制平稳的情况下，喝粥时要注意做到以下几点。

1. 粥里加点粗粮

大米粥升高血糖速度快，如果做成杂粮杂豆粥就不一样了。有研究数据表明，大米粥的血糖生成指数可高达 102，而加水煮烂的红小豆的只有 24，一半红小豆加上一半大米熬成的

专家点评

2 型糖尿病患者空腹血糖大于 7mmol/L，餐后血糖大于 10mmol/L，糖化血红蛋白大于 7%，就可以视作血糖控制不好。

一·饮食篇　控制糖尿病，从『管住嘴』开始

49

混合粥的血糖生成指数为73。可见，豆类的血糖生成指数相对较低。常见的血糖生成指数低的做粥食材还包括花生、芝麻、莲子等。

因此，推荐糖尿病患者熬粥时，加入一定量的豆类，并配合燕麦、大麦、糙米等富含膳食纤维的食材。此外，还可以加点药材一起熬，这种粥具有养生的功效。比如黄芪补气，芡实敛精健脾，生姜暖胃。糖尿病患者可以吃淮山粥，淮山有辅助平稳血糖的作用。

2. 熬粥时间别太长

熬的时间越长，粥越黏稠，淀粉的性质发生改变，被人体吸收后，升高餐后血糖的速度就越快。因此，糖尿病患者在熬粥时可根据食材的不同分批次放入，不耐煮的食材最后放入，避免煮的时间过长，尽量保持食物颗粒的完整性。

3. 喝粥前，吃点干的

胃会把我们吃进去的食物研磨成食糜，食糜进入小肠，在小肠内消化吸收，进而引起血糖的升高。如果能让粥在胃内多停留一些时间，血糖升高的速度自然会减慢。如果我们在喝粥前，先吃一些固体食物，如主食、青菜，做到干稀搭配，这样便可以延长粥在胃内的停留时间，进而减缓血糖升高的速度。

4. 粥，要慢喝

很多糖尿病患者为了尽快把粥喝完，会转着碗一口一口喝，一旦粥变凉了，就会迅速喝下。这样一来，粥迅速被消化吸收，血糖也会快速升高。如果我们慢慢喝粥，单位时间内被消化吸收的粥的量也会减少，血糖上升速度自然就会慢下来。中日友好医院内分泌科营养师王亚非说："糖尿病患者喝粥要像喝酒似的，小口慢饮，最好边吃菜边喝粥。"

专家有话说 **粥谱推荐**

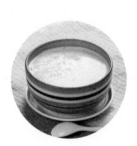

坚果牛奶燕麦粥

原料：牛奶250克，燕麦片50克，黑芝麻5克，枸杞3粒。

做法：1. 枸杞提前用清水泡发备用。

2. 把牛奶倒入不锈钢锅中加热至70℃左右，倒入洗好的燕麦片。

3. 继续熬煮至燕麦片呈黏稠状，撒上黑芝麻和枸杞煮片刻即可。

五谷杂粮粥

原料：大米10克，小米15克，燕麦片、玉米粒、绿豆共25克，青菜叶50克，盐少许。

做法：1. 将玉米粒、绿豆洗净与冷水一起倒入锅中，大火煮30分钟。

2. 加入大米、小米后中火继续煮30分钟。

3. 放入燕麦片、青菜叶、盐，再煮10分钟即可。

门增恩

我学会吃水果了

小档案

　　门增恩，患2型糖尿病9年。在这9年的抗"糖"生活中，他积累了很多经验，也得到过很多教训，下面就请他谈谈他在吃水果方面走过的弯路。

患者故事

　　我是一个特别爱吃水果的人。刚得糖尿病时，因为血糖很高，医生不让我吃水果，只让吃西红柿和黄瓜，我心里难受极了。

　　我想：吃点儿水果怎么了？我不听医生的话，自己偷着吃。结果，那些日子里，我的血糖很不稳定，忽高忽低，高时能达到15.0mmol/L。

　　医生很疑惑，让我说一下我每天的食谱。听说我偷吃水果之后，医生告诉我，血糖控制不下来，会得并发症的，到那时后悔就晚了；要等到血糖稳定了，降到10.0mmol/L以下了，才能吃点儿柚子、猕猴桃，而且要在两餐之间吃。

　　从那以后，我就不敢偷吃水果了，听医生的话只吃西红柿和黄瓜。

　　经过一段时间的努力，我的血糖降到了10.0mmol/L以下，糖化血红蛋白也降到了6.5%以下，我想："我在两餐之间可以吃点儿水果了吧。"因为有过教训，我也不敢乱吃，只吃猕猴桃和柚子。夏天，看儿子吃西瓜，我也可想吃了，儿子说如果太想吃就吃一口吧，只吃一口，解解馋。但我想了想，还是忍住了。

　　又经过两年多的治疗，我的空腹血糖终于达标了，已经降到了6.1mmol/L以下，餐后血糖达到了7.8mmol/L左右，糖化血红蛋白也降到了6.1%以下。指标正常了，我终于可以吃水果了。

　　我儿子再吃西瓜时，我就让他把西瓜心挖着吃了，我只吃挨着皮的那点儿瓤，这让我已经很满足了。有时买来的西瓜不甜，儿子说不好吃，我听了却很高兴，终于可以吃西瓜心了，但我也不敢多吃，只吃两块，并且分好几回吃。到了冬天，我试着吃一点儿苹果、梨等水果，吃完测血糖一看也不高，于是我就在两餐之间吃一个小苹果，如果是大苹果，我就吃半个，吃完还经常测血糖，根据血糖的变化选择合适的水果，并严格控制食用量。所以，我的血糖一直很稳定。

经过9年的努力，现在不但我的空腹血糖达标了，就连餐后血糖也基本达标了（在7.8mmol/L以下）。即使如此，我仍然按医生讲的，严格控制饮食，控制总热量，这样血糖才能持续稳定、达标。

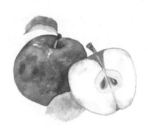

专家有话说 糖尿病患者如何吃水果

很多糖尿病患者在痛快地食用完水果后陷入了血糖居高不下的尴尬境地。那么糖尿病患者究竟该如何选择水果才能放心食用呢？

时机：如果血糖控制得比较理想，稳定而无波动，空腹血糖控制在7.0mmol/L以下，餐后两小时血糖控制在10.0mmol/L以下，糖化血红蛋白在7.0%以下，患者完全可以进食适量的水果。但是在血糖尚未控制好的情况下，患者不能进食水果，不过可以用西红柿与黄瓜来替代，待血糖控制好后再进食水果。

时间：应该安排在两次正餐的中间和睡觉前食用，通常可选在上午9点半左右，下午3点半左右，或者晚饭后1小时、睡前1小时。一般不主张餐前或餐后立即吃水果，以避免一次性摄入过多的碳水化合物，致使餐后血糖过高，加重胰腺的负担。同时有条件的患者可以通过测定进食水果前后的血糖，摸索出自身血糖的变化规律，调整自己吃水果的时间。

种类：建议吃血糖生成指数低的蔬菜，如黄瓜、西红柿、青菜等，水果可以吃柚子、猕猴桃、草莓、青苹果等。

数量：每100克新鲜水果产生的热量约为20~100千卡。严格地讲，每天每个患者适宜吃多少水果都应该由营养师进行计算。但是一般情况下，血糖控制稳定的患者，每天可以吃200克左右含糖量低的新鲜水果。

常见水果血糖生成指数（GI）表

食物名称	GI	100 克（可食部分）含糖量（克）
柚子	25	9.1
樱桃	22	9.9
李子	24	7.8
草莓	29	6
鲜桃	28	10.9
西瓜	72	5.5
苹果	36	12.3
梨	36	10.2
葡萄	43	9.9
柑	43	11.5
香蕉	52	20.8
猕猴桃	52	11.9
菠萝	66	9.5
杧果	55	7.0

　　血糖生成指数是反映食物引起人体血糖升高程度的指标，数字越高说明升高血糖速度越快。一般血糖生成指数 >70 的食物为高 GI 食物，它们进入胃肠后消化快，吸收率高，转化为葡萄糖的速度快，会使血糖迅速升高；血糖生成指数 <55 的食物为低 GI 食物，它们在胃肠中停留时间长，吸收率低，转化为葡萄糖的速度慢，血糖升高慢；血糖生成指数在 55~70 的食物为中 GI 食物。而 100 克（可食部分）含糖量的表格则说明这些食物本身所含有的碳水化合物的量。

　　注：本表数据来源于湘雅二院营养科主任医师、教授唐大寒主编的《糖尿病患者——做自己的营养师》（人民军医出版社，2013 年 12 月）。

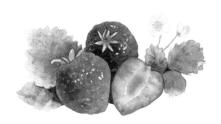

梁荣生

自制纳豆当早餐

小档案

梁荣生，广西人。患糖尿病多年，自己摸索总结出了吃纳豆的经验。

患者故事

我把纳豆当早餐吃，是从 2010 年冬天开始的，至今从未间断。从最开始吃纳豆，我就将其与血糖监测联系了一起。由于血糖控制得不错，我干脆把早餐前的降糖药给免了。慢慢地，我根据血糖变化规律，还把原来日服降糖药 12 粒，逐步降到 4 粒，午饭和晚饭前各服用 2 粒。服药量比以前少了 2/3，但血糖比以前更平稳了。

可能许多人不清楚什么是纳豆，其实它在各大超市都有销售，一盒要四五元左右。而我吃的纳豆是自己买菌种制作的。制作方法非常简单：

（1）准备好器皿和材料：黄豆 500 克、纳豆半盒（25 克）、纳豆菌胶囊 1 粒、压力锅、酸奶机、篦子、纱布、不锈钢盆。

（2）黄豆浸泡：将黄豆放进容器中，加 350 毫升的水浸泡（浸泡的水大概是黄豆的 3 倍），充分浸泡 12~15 个小时（夏天 10 个小时左右）。注意浸泡时避免阳光直射、避免高温多湿的环境。浸泡后的大豆，用篦子等工具将水控干。

（3）纳豆菌接种：舀 3 勺纳豆菌培养基（2 勺糖和 1 勺味精）倒入浸泡后洗净的豆子中，搅拌均匀。放入压力锅中大火蒸 5 分钟，再转小火蒸 40 分钟左右。或用普通锅蒸煮，可稍微加长蒸煮时间。蒸煮的时候，豆熟透的程度以能用手轻轻捻碎为准。蒸煮好的大豆移至酸奶机内胆中，打开一粒纳豆菌胶囊，用一点点凉白开水溶开，倒入蒸好的豆子中，用无菌筷或勺子搅拌均匀，盖上湿纱布，放入酸奶机中，内胆的盖子不用盖，盖上机子外面的盖子即可。

（4）发酵：打开酸奶机电源，调温至 40℃左右，恒温保持 16~24 个小时进行充分发酵。发酵时间由个人而定（夏季发酵时间大约为 10 个小时），标准为纳豆搅拌一下能拉出很多丝。

（5）保存：发酵完成后，将纳豆放进冰箱内冷藏。如果 1 周吃不完，可以放入冰箱冷冻层，吃前要先放入冷藏层解冻。

纳豆虽然有很高的药用价值，但因它特有的臭味及黏丝，一部分人对它敬而远之。要想使臭味消失、黏丝减少，可以用一些味重的食材，如圆葱、大葱、虾皮、小鱼等来中和纳豆的臭味。讨厌纳豆黏丝的人，可以把纳豆加水稀释 1~2 倍后，再加入酱油等调味料一起吃。

本秀

糖尿病患者要想脸色好，醋豆少不了

小档案

　　本秀，广西人。"三高"患者。在遵从医嘱应用药物和胰岛素治疗的同时，也在积极摸索各种食物辅助降糖的经验。

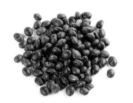
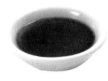

患者故事

　　我是一位65岁的老患者了，自从21年前被检查出糖尿病，我就一直老老实实地"呆在"糖尿病患者的队伍里，这期间又相继被扣上了高血压、冠心病的"帽子"。虽然前后吃了多种降压药，也接受了胰岛素强化治疗，可血糖还是时高时低的，非常不稳定。这让我非常苦恼，对预后也不抱什么积极的期望。

　　坏的心情导致坏的结果，抑郁的情绪加重了我的病情，但好在孩子们孝顺，看我病情加重，急得火急火燎，四处打听，终于得到了一个控制血糖的小秘方。

　　这个秘方非常好用，而且制作简单，只需要一些醋和黑豆。在这个秘方的帮助下，我的血糖得到了很好的控制。

　　老伴得到秘方后，二话没说就去超市买了1.5千克黑豆和一大瓶米醋，足足泡了两大玻璃瓶。到今天为止，我一共坚持服用了16个月，如今我的脸色也红润了，体重也增加了（不是我变胖了，而是原来太瘦了，现在体重只是恢复正常了），能吃、能睡、能走路，别人都不相信我是一个患病20多年的人。

醋豆的制作方法

　　黑豆性平、味甘，归脾、肾经，具有消肿下气、润肺清燥、活血利水等功效。如果大家能弄到野生的黑豆，那再好不过了。如果弄不到野生的，普通的也行，现在一些大超市里卖的有机黑豆，也是非常不错的。

　　制作前，先要将黑豆洗净，去除杂质，然后放到干净通风处晾干。之后在每250克黑豆加入500克9度的米醋（如果米醋度数过低，那么泡出来的黑豆效果就不太好），倒入玻璃容器中浸泡后将盖子封严，放到阴凉处，10天后即可食用。

一·饮食篇 控制糖尿病，从「管住嘴」开始

食用方法

泡好的黑豆每天服一次就可以了。早晨起床洗漱后空腹服用。由于米醋的度数较高，空腹服用可能对脾胃不好的糖尿病患者有一定的刺激，同时也会刺激口腔黏膜。所以糖尿病患者在服用前可以先喝杯温开水，替黑豆"开开道"。服用后，大家也不要忘记用一杯温开水漱漱口，以免牙齿被醋腐蚀。

刚开始我每次服用30粒，效果挺明显。现在时间长了，我慢慢减为每次服用20粒。注意只吃黑豆，不要喝醋，不然会刺激胃。

醋泡黑豆长期吃也没有副作用，吃药吃得口发苦的糖尿病患者不妨试试。注意，药物是治疗糖尿病的最重要的手段之一，醋泡黑豆只是额外的补充，大家千万不要拒绝药物治疗，良药苦口利于病。

我吃了醋泡黑豆后，不但血糖一直保持稳定，维持在6.4mmol/L左右，而且浑身上下都有劲了，老伴跟着我吃完后，心绞痛很少发作了，腿浮肿的症状也改善了。醋泡黑豆价钱便宜，操作简单，我会一直坚持服用下去。

专家有话说 每天吃大豆及其制品

《中国居民膳食指南（2016）》里提到一点：每天吃奶类、大豆及其制品。怎么理解这句话呢？

大豆含有丰富的优质蛋白质，与同样含优质蛋白质的动物类食物相比，没有胆固醇摄入过量之忧。大豆中所含低聚糖、异黄酮、大豆及皂苷类等均是对人体健康有益的物质。

研究证实，大豆中的低聚糖是人体肠内益生菌双歧杆菌的强力增殖因子，有调理胃肠功能、防便秘的作用。异黄酮、大豆皂素都有抗氧化、防止细胞受损的功能，因而具有防癌、抗衰老的作用。

所以，常吃大豆及其制品对健康有良好的促进作用。糖尿病归根结底是由于胰岛素的缺乏或胰岛素抵抗造成的，目前还没有特效药可以真正治愈。食用苦瓜、南瓜等食品可以辅助降糖等谣言往往会误导广大患者。事实上，除了正规的降糖药，没有任何一种健康食品是可以治疗糖尿病的。至于纳豆和醋豆降糖，效果也有待验证。因此，建议糖尿病患者在医生的指导下选择健康食品，不能随意减少药量，坚持正规治疗。

低盐、少油、低糖，适合糖尿病患者的 3 种烹饪技巧

1. 低盐食物的烹饪技巧

糖尿病患者每天食用盐不能超过 5 克（包括调味料中的盐），要想做到这点，必须注意以下几个方面：①选用调味料时需把其中的盐的含量计入，如广式的清蒸鱼，虽然不放盐，但会加入很多生抽，而生抽中钠的含量是比较高的。类似的还有腌制的鱼、肉、蛋、豆制品，以及酱料、鸡精等；②避免使用卤、腌等制作方法；③不要在烹饪过程中放盐，等到出锅的时候再放。

2. 少油食物的烹饪技巧

中国居民平衡膳食宝塔（2016）建议，每人每天食用油控制在 25~30 克，但是很多人一餐的用油量就超过了这个数字。如何才能更好地控制油的摄入呢？①烹饪技巧：少用煎、炸、红烧、爆炒、烧烤的烹饪方式，多用清蒸、煮、炖、汆、凉拌等方式；②选用不粘锅系列炊具，有些菜在烹饪过程中，如果油少了容易粘锅，而采用不粘锅烹饪，就可以避免这样的麻烦；③改变烹饪流程，如在做红烧鸡、啤酒鸭等肉类食物前，先用水煮一下，这样的好处是一方面可将肉中看不见的脂肪析出来，另一方面可减少油在加热过程中的消耗，从而减少油的摄入。

3. 低糖主食的烹饪技巧

总的原则是干比稀好、杂粮比细粮好、多比少好。意思是煮干点的米饭比稀一点的米饭升高血糖的速度慢；在细粮里掺杂一些粗粮，可以延缓餐后血糖的升高；种类多的主食比单一种类的要好，如相比只吃大米饭，吃用玉米、黑米、红薯等多类食材一起做成的米饭，血糖升高的速度更慢。

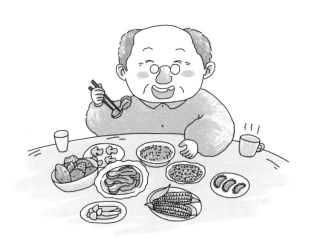

王美

自制清热且不升高血糖的饮料

小档案

　　王美，在患糖尿病的早期，只能喝白开水。后来她自己大胆尝试各种饮料，不但满足了口感，还起到了一定的保健作用。

患者故事

　　迎春花的开放仿佛只是昨天的事情，夏天就这样来了。在这酷热的天气里，体内的水也变得躁动不安，一刻也不想在体内停留，拼了命地通过毛孔往外淌，所以大家都口干得厉害，尤其是像我这样的糖尿病患者，恨不得在裤腰带上拴个水壶，隔个两三分钟就灌上一口。

　　和普通人不一样，对于水，糖尿病患者没有太多选择，一般进了超市就直奔矿泉水的货架。这样的日子非常苦闷，所以，我在这里为大家介绍几款适合糖尿病患者饮用的清凉饮料。

龙须茶

　　先取15克茶叶放入凉白开中洗两次，然后将茶叶捞出，放入500毫升凉白开中浸泡3~4小时。千万不可用开水泡茶，以免破坏茶叶中的维生素。

　　处理完茶叶，我们再将20克玉米须用凉白开冲洗干净，然后放入500毫升凉白开煮10~15分钟。待玉米须水凉透后，将其与之前的茶叶水混合，然后用两层纱布将渣滓过滤掉，加入凉白开至1000毫升，再调入几滴蜂蜜和香精。追求口感的糖尿病患者可加入适量甜蜜素。

绿精灵

　　先取20克黄精（中药材）煮水备用；将150克绿豆用豆浆机打成米糊状，然后调入之前准备好的黄精水，凉凉后依个人口味调入蜂蜜、香精等调味料。

　　绿豆清热解毒、黄精补肾壮阳。此款饮料清中有补、补中有清，对于缓解糖尿病患者夏季的口渴症状特别有效，所以我叫它绿（豆）（黄）精（特别）灵！

酸乌梅汤

　　中药铺买的乌梅取4颗，加500~700毫升水煮烂，去核。再加入陈皮和700毫升水，煮至汁剩1000毫升之后，便可像前面两款饮料一样依个人口味调入蜂蜜、香精等调味料。

　　此款酸乌梅汤可健胃、清热，特别适合夏季饮用。

颜如玉

100 克苦瓜去子后用凉水浸泡 30 分钟。200 克西瓜外皮放入锅中加水煮开,之后加入苦瓜同煮 10 分钟。因为苦瓜口感较涩,所以饮用这款饮料时可以适当多调入一些蜂蜜。

苦瓜、西瓜皮翠绿别透,清热解毒,经常饮用有利于保养皮肤。

枸杞百合大枣汤

将 50 克枸杞、150 克百合、3 枚大枣煮成糊状,用两层纱布过滤,得到红汤汁,再配上些蜂蜜和香精即可饮用。

大枣健脾胃、枸杞滋肝肾、百合滋阴润肺,一定可以帮助糖尿病患者舒舒服服地度过炎炎夏日。

自制过滤网

（1）取一根铁丝绕成一个圈。

（2）再取一根铁丝绕成 U 形,把 U 形铁丝的两个头固定在第一个圆形铁丝上。

（3）将纱布缝在圆形铁丝上,这样,自制过滤网便做成了。

专家有话说 最适合糖尿病患者的 6 种饮料

一提起饮料,大家想到的都是市面上的可乐、脉动等甜饮料。事实上,广义的饮料即饮品,是供人饮用的液体。这里我们给大家推荐最适合糖尿病患者的 6 种饮料。

1. 蔬菜汁

富含多种维生素、微量元素和膳食纤维,具有抗氧化、补充膳食纤维等作用,而且含糖量低,是适合糖尿病患者的饮料。

西红柿、黄瓜等"代水果",含糖量低,又富含水分和维生素,热量极少,糖尿病患者即使多喝些这样的蔬菜汁,也不用担心血糖升高太多。如果再加上芹菜、白菜等,则更加营养且不易升高血糖。

2. 牛奶、酸奶

牛奶、酸奶也是适合糖尿病患者的饮料,它们富含蛋白质、钙等多种营养成分,但糖尿病患者在饮用时千万不要加糖。伴有高血脂或肾功能不全的糖尿病患者,最好喝脱脂奶。

建议糖尿病患者尽量不要喝只含有少量乳成分的饮料(乳成分占 5% 左右),这些饮料的营养价值低于牛奶和酸奶的,其作用只是解渴,且有极大的升高血糖的风险。

3. 植物蛋白饮料

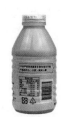

植物蛋白饮料是以植物的果仁、果肉（如花生、杏仁、核桃仁、椰子等）为原料，经加工制得的乳状饮料，生活中常见的植物蛋白饮料包括豆奶、杏仁露、核桃露、花生露等。

与牛奶相比，豆奶中不饱和脂肪酸含量高，而且不含胆固醇。此外，豆奶中还有丰富的矿物质，特别是铁的含量较高，但钙的含量较低。豆奶适合中年肥胖者饮用。

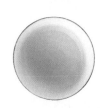

杏仁饮料具有润肺的作用，核桃饮料因含有磷脂而有一定的健脑作用。注意：伴肾功能不全的糖尿病患者，最好少喝植物蛋白饮料。有些植物蛋白饮料含糖量较多，糖尿病患者饮用时，需要注意控制饮用量。

4. 茶

茶在我国具有悠久的历史。糖尿病患者可以喝茶。喝茶不但有利于补充水分，还能提神、健脑、利尿、降压、降脂。但是，睡前不要喝浓茶，否则会影响睡眠。

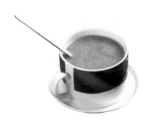

5. 咖啡

糖尿病患者可以少量喝一些咖啡，也可以将咖啡作为加餐饮用。但是，糖尿病患者喝咖啡一定不能过多、过频，因为咖啡所含热量较高。另外，糖尿病患者喝咖啡时宜加甜味剂，不宜加糖。

6. 白开水

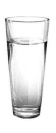

糖尿病患者多喝白开水，可以对体内高渗、缺水状态进行自我调节与保护，也可以增加尿量，使糖分从尿中排出。这是机体自我保护的措施。如果喝水过少，过多的血糖和血液中的其他含氮废物就不能很好地排出，会引起严重后果。不过，伴有肾功能不全、水肿等的患者需要另当别论，具体可问医生。

汤婕

得了糖尿病，一样可以吃甜食

小档案

汤婕，8岁时被确诊为1型糖尿病。后以《珍爱生命，善待他人》为题向全校师生发表演讲，公布了自己的病情，获得了演讲比赛的特等奖。

患者故事

大家好，我叫汤婕。今年9岁。上学期二三月份，我出现了"三多一少"的症状，天天喝很多水。但是妈妈见我能吃能喝也没在意。直到有一天我发烧了，妈妈带我去做了一个检查，然后送我去了学校。记得那天下午，我下楼梯时感觉一点力气都没有，只能抓着楼梯一步一步地走下去。

那一天是期中考试的前一天。我没能参加第2天的考试，而是被舅舅还有当护士长的表姐连夜接到了医院。中间因为发生了一系列的事情，几经辗转，我最后进入了中南大学湘雅二医院重症监护室。

在重症监护室里，每天除了测血糖、抽血、打针，我身上还插满了各种针管，每当听到窗外孩子们可爱欢快的笑声，我就忍不住流泪。我也多么想和她们一样自由自在！在重症监护室里，我每天要严格控制饮食，经常饿得肚子咕咕叫，但我只能强忍着，配合着医生的治疗。

最让我开心和期待的是每天我会收到妈妈和姐姐送过来的书和信，姐姐每天都会彻夜写很多信，画好多画，写得最多的是告诉我要坚强，要配合医生的治疗，她们也很想念我，希望我早日回到普通病房。

在重症监护室住了5天后，我终于回到了普通病房，那是我生病以来最高兴的一天！因为我又可以见到我的亲人，又可以自由活动了！

在普通病房里，有一天我和妈妈乘电梯，有位阿姨见到了我，她高兴地叫出了我的名字，说："汤婕，你好点了没？"正当妈妈和我疑惑地看着她时，她摸摸我的脑袋说："我是重症监护室的护士，汤婕是重症监护室表现最好的一个，我们都很喜欢她！"我听了，心里美滋滋的！

得了这个病后，我就觉得我要认真学习，不能害怕，这是必需的。于是我又回到了我的学校，见到了敬爱的老师和亲爱的同学们。在这里我要感谢我的老师，特别是班主任唐红艳老师，我记得我重返学校的第1天，唐老师见到我，马上把我搂在怀里，心疼地说："宝贝瘦了！"妈妈在一旁一边掉泪，一边告诉唐老师我这病要注意的各种事项。

唐老师牵着我走进教室，向同学们介绍了我的病情，说明了我的病不会对其他同学造成任何危害，并且叮嘱同学们要多多照顾我。那段时间我经常收到同学送过来的糖果和零食，虽然我不能吃，但我不会拒绝他们的好意，有时候我会变魔法般地拿出来，给其他同学一个惊喜！

其实我的血糖刚开始很难控制，在医院的时候医生都给我改了好几个方案！这可急坏了妈妈，她加入了几个群，天天学习，不断摸索，每天记录，血糖好时她就像中了大奖般兴奋，血糖不好时就带着我一起分析！这样一步一步，我的血糖慢慢稳定了下来！

我有一个小秘密想告诉大家，那就是我也有嘴馋的时候。我藏了一包小麻花，放学后看到血糖还好就偷偷地吃两个，结果连续几天我晚餐前的血糖都是7~8mmol/L。妈妈很疑惑，我笑着说："这是黄昏现象。"不过真相最终还是被妈妈发现了。那次我关好房门，一边做作业，一边享受麻花的美味！妈妈喊我去吃饭的声音惊醒了我，我拿起血糖仪一测，哇，已经十点几了！这时妈妈进来了，看了看血糖仪，又看了看空空如也的麻花袋，很是恼火。在证据面前我不得不承认，所谓的黄昏现象是吃了麻花的结果。妈妈给我上了一课：如果不节制地乱吃，长久下去会是怎样的危害及结果。虽然现在我依然还会留恋零食的美味，但我只会在我血糖偏低的时候，或者运动之后，吃上一点点！

让我最得意的一次是我参加同学生日会的那次。我把想去参加同学的生日会的想法告诉了妈妈，妈妈交给我的任务是：去可以，但必须把血糖控制好！我答应了。放学后我早早地把作业做完，然后在妈妈的再三叮嘱下出门了。那天在同学的帮助下，我打了针，品尝了美味的蛋糕！

通过这次独立的"控糖"经历，我意识到，只要用好胰岛素，我依然可以享受蛋糕和甜食。参加完同学的生日会后，我还和同学们一起玩了游戏。期间我监测血糖，发现血糖有偏低的趋势，于是又补吃了两次糖。4个小时过去了，我向妈妈交了一份满意的答卷，我的血糖妥妥地保持在5~7mmol/L。

（1）根据《中国 1 型糖尿病诊治指南》，儿童比较理想的血糖指标是空腹或餐前 5.0~8.0mmol/L，餐后 5.0~10.0mmol/L，睡前 6.7~10.0mmol/L，凌晨 4.5~9.0mmol/L，如果这几个点的血糖都在对应的范围内（见下表），那么就可以适当地吃一些甜食。

1 型糖尿病患者血糖指标

	儿童 / 青春期						成人
	正常	理想	一般		高风险		理想
治疗方案		维持	建议 / 需要调整		必须调整		维持
HbAlc[①]（%）	<6.1	<7.5	7.5-9.0		>9.0		<7.0
血糖（mmol/L）							
空腹或餐前	3.9-5.6	5.0-8.0	>8.0		>9.0		3.9-7.2
餐后	4.5-7.0	5.0-10.0	10.0-14.0		>14.0		5.0-10.0
睡前	4.0-5.6	6.7-10.0	10.0-11.0	<6.7	>11.0 或	<4.4	6.7-10.0
凌晨	3.9-5.6	4.5-9.0	>9.0	<4.2	>11.0 或	<4.0	

① HbAlc：糖化血红蛋白。

2 型糖尿病患者在空腹血糖低于 7.0mmol/L、餐后血糖低于 10.0mmol/L 的时候，可以适当地摄取一些甜食。

这里有一个模棱两可、很不负责任的词语——"适当"。也许你们会问：适当是多少？一颗糖还是一袋糖？不好意思，这个确实没办法说，因为每个人对糖的吸收情况不太一样，具体吃多少，要因人而异，最好吃完后测血糖观察一下。

（2）提到糖，大家会很自然地联想到食糖。这里我们需要区分下，食糖主要指蔗糖，包括红糖、白糖和冰糖等，它们与麦芽糖、蜂蜜、葡萄糖等都属于营养性甜味剂。由于这些糖的升血糖作用较为明显，故糖尿病患者不宜无限制或无选择性地食用这些糖，如果要吃，请参照第 1 条。

（3）其实糖尿病患者除了不宜无选择、无限制地吃蔗糖、蜂蜜、葡萄糖等营养性甜味剂，对于糖醇（木糖醇、麦芽糖醇、山梨糖醇）或非营养性甜味剂，是完全可以食用的。但因人类对此类甜味剂的耐受性较差，故不宜超量食用。

非营养性甜味剂是指甜度高于食糖几十倍到几千倍的高倍甜味剂，如糖精、甜蜜素、阿斯巴甜、甜菊苷、罗汉果甜苷等，用这些甜味剂做饮料、甜食都是不错的选择。非营养性甜味剂虽然非常甜，但它不产生热量，且一般用量极少，所以不会升高血糖，糖尿病患者完全可以放心地食用。

（4）当血糖低于 3.9mmol/L 时，糖尿病患者可以吃食糖，这时候营养性甜味剂就不再是糖尿病患者谨慎或忌讳的食物，而是"特效救命药"。

于味子

糖尿病患者如何吃零食

小档案

　　于味子，患 2 型糖尿病 13 年。确诊糖尿病初期，她严格遵医嘱控制饮食。等到血糖控制达标后，她重拾吃零食的爱好，开始壮着胆子吃各种零食。后因检查糖化血红蛋白高达 9%，她开始重新学习饮食知识，并总结了自己吃零食的各种经验教训。

患者故事

　　我天生就是个吃货。在得糖尿病前，我的食欲好得不得了。

　　跟朋友一起聚会的时候，我开玩笑说："如果面前有一桌好菜，有人敢不让我吃撑，我会连桌子都掀掉。"

　　跟所有的女性朋友一样，我对自己的身材很在意。但每次遇到甜食和重口味的美食时，我就完全控制不了自己。即便是在确诊糖尿病后住院期间，我还偷偷摸摸去外面买过鸭脖子吃。

　　幸运的是，我比较爱学习。得了糖尿病后，在医生的建议下，我学习了很多糖尿病饮食知识。爱好交流的我与很多人聊天后才发现，原来世间有这么多"吃货"啊。然后，我根据大家的经验和我自己摸索的经验，总结出了这篇文章。

　　糖尿病患者挑选零食，应本着三个原则。一是天然、无加工或少加工；二是不会明显升高血糖；三是低糖、低盐、低油脂、无添加剂。我将市面上常见的零食分为三大类。

1. 可以天天吃的零食

　　水果：水果富含维生素和纤维素，口味香甜，是糖尿病患者可以选择的零食。不过，由于水果的糖分含量差别较大，挑选起来要特别注意。糖尿病患者可以选择菠萝、火龙果、猕猴桃等含糖量不高的水果，而葡萄、荔枝、龙眼、哈密瓜等水果含糖量过高，糖尿病患者要慎选。

　　坚果：坚果兼具天然、少加工、低糖等特点，可谓是糖尿病患者吃零食的首选。不过，坚果往往油脂含量高，选择时也要区别对待。《中国居民膳食指南（2016）》推荐：每天摄入大豆及坚果类 25~35 克（不包括壳）。

　　那么，25~35 克是多少呢？相当于 4~5 颗薄皮核桃，或 30 颗巴旦木，或 8 颗夏威夷果，或 6 颗碧根果，或 2 把松子，或一把开心果，或 15 颗腰果。

2. 可以偶尔用来解馋的零食

　　饼干、蛋糕、糖果、巧克力等零食，即便打着"无糖"的招牌，也要少吃。不少蛋糕、饼干里的盐分和油脂较多，对糖尿病患者来说很不适宜。另外，这类零食中有些还含有反式脂肪酸，会对糖尿病患者的心血管产生不利影响，所以更要严格控制摄入量。即便吃，也要在血糖控制平稳的前提下，偶尔吃一点，解解馋即可。

3. 绝对不能吃的两类零食

一类是油炸食品，如薯片、薯条等。这类食品应完全归为垃圾食品。据计算，吃完一桶薯片产生的热量，需要爬101层楼或者快走一个半小时才能消耗完。不仅仅是糖尿病患者，健康人也应远离。

另一类是肉类零食，如肉脯、肉干等。它们不但油、盐含量多，还含有较多防腐剂，也不适合糖尿病患者食用。

如何吃零食

知道了吃什么零食只是第一步，如何吃零食也是一大学问。糖尿病患者只要掌握以下简单的方法，就能收到事半功倍的效果。

（1）计算好每天应摄入的总热量，在不超过全天总热量的情况下，从正餐中匀出一部分作为加餐。加餐时间为：上午9~10时、下午3~4时和晚上睡前1小时。

（2）睡前加餐可选择半杯牛奶、1个鸡蛋或2块豆腐干等高蛋白食品，这些食品能延缓葡萄糖的吸收，对防止夜间低血糖有利。

（3）选择零食，建议从中国居民平衡膳食宝塔的最底层——谷物开始。零食种类不同，加餐量也不同。黄瓜、西红柿等蔬菜类零食无须限量；水果类，如阳桃、猕猴桃、火龙果和柚子等对血糖影响不大，可在血糖控制平稳的前提下适当吃，不过要少吃香蕉、桂圆等含糖量高的水果，1个苹果可以一天分2~3次吃；米面类，如饼干，每次不超过25克；坚果类，每天进食不应超过50克（带壳的重量）；油炸类，如薯片等，不建议吃。

专家有话说 零食红绿灯

虽说糖尿病患者什么都能吃，但也一定要限制零食的种类及零食的量。下表中绿色级别的零食糖尿病患者可以优先选用，黄色级别的零食糖尿病患者可适量选用，红色级别的零食糖尿病患者最好少吃或不吃。一定要牢记，零食的热量也要算入全天总热量之中。

零食分级表

食物级别	营养成分特点	代表食品
绿色	低脂、低盐、低糖	新鲜水果、奶、坚果、豆类、全麦饼干或麦片等
黄色	中等量脂肪、糖、盐	黑巧克力、奶片、干果、牛肉片、奶昔、小蛋糕
红色	高糖、高脂肪、高盐	油炸膨化食品如薯条、薯片，碳酸饮料如可乐，高糖饮料，果脯蜜饯等

糖尿病患者可根据以上零食分级表，合理选择并适量食用零食，但不能摄入过多。

韩旭

喝酒能降血糖吗

小档案

　　韩旭，患2型糖尿病13年。饮酒多年，当认识到喝酒对血糖控制的不利影响后，便主动戒酒了。

患者故事

　　前几天，有位糖尿病患者悄悄告诉我一个小秘密：他发现自己饮酒后血糖会下降，所以经常偷偷地喝酒。

　　酒作为一种特有的文化，在中国人的餐桌上占有非常重要的地位，很多糖尿病患者在家庭聚会或宴请中都喜欢小酌几杯。如果喝酒能降血糖，岂不是一举两得？

喝酒降糖的原理

　　要想解释这个现象，我们首先要说说血糖的来源与去路。

　　血糖的来源包括两方面，一是摄入的食物，其中的淀粉类物质在消化吸收过程中产生了葡萄糖；二是肝脏，它通过糖异生的途径和分解糖原来产生葡萄糖。前者是我们血糖的常规来源，是主力；后者可在人饥饿时维持血糖稳定，相当于替补。血糖的去路则需要体内唯一的降糖激素——胰岛素发挥作用。

　　那么，喝酒是否真能降血糖呢？从表面上看，的确如此。首先，酒精会影响胰脏的功能，刺激胰岛素的分泌。其次，酒精的代谢会影响肝脏的代谢，从而抑制糖异生的过程并且阻止糖原转化为葡萄糖，这也就切断了血糖的来源。最后，许多糖尿病患者在饮酒时会不自觉地降低食物的摄入量，尤其是淀粉类物质的摄入，从而也减少了血糖的产生。因此在测酒后血糖时，血糖的确可能会出现下降的情况。

被蒙蔽的现实

　　但是，以上我们看到的只是表象。事实上饮酒不仅不能治疗糖尿病，而且对身体还有很大的危害，如长期或过量饮酒造成的脂肪肝、肥胖等疾病，都会对糖尿病造成不好的影响，尤其是在饮酒过量的时候，人还可能因严重的低血糖而昏迷。更为严重的是，低血糖症状常常会被醉酒所掩盖，因为低血糖和醉酒都会引起交感神经兴奋，使人出现烦躁、意识混乱、多语、昏迷等症状，这时人们往往很难识别出低血糖，从而造成持久的低血糖，危及生命。

除了导致低血糖，过量饮酒还会导致高血糖。这是因为每1毫升酒精大约会产生7千卡热量，而1克蛋白质或1克糖大约产生4千卡热量，相比之下，酒精产生的热量更多，它会影响葡萄糖的利用、分解，从而间接造成血液中葡萄糖含量的升高。而且，大部分的酒类是淀粉类物质经加工发酵而成的，含有大量的糖类物质，尤其是啤酒中含有大量的麦芽糖，会造成血糖升高。虽然酒精会暂时抑制血糖的上升，但是当肝脏将酒精代谢之后，胰岛素分泌减少，肝脏的糖异生途径也恢复了，又开始产生葡萄糖，加之酒精产生的大量热量，在经过一段时间的低血糖后，患者的血糖会出现升高甚至急剧升高的情况，使患者产生昏睡、幻觉、定向障碍等一系列症状，危害极大。

此外，饮酒还会对降糖药、降压药和调脂药的疗效造成干扰。

专家有话说 **糖尿病患者如何合理喝酒**

大家都知道饮酒伤身，那么对于糖尿病患者而言，喝酒会有什么危害呢？

（1）饮酒会增加肝脏负担，可能引发糖尿病并发症。

所有的酒都含有一定量的酒精，而进入体内的酒精需要肝脏代谢和解毒，糖尿病患者由于糖代谢紊乱，肝脏解毒能力本来就较差，酒精会进一步加重肝脏病变，导致患糖尿病性肝病的风险增大。

（2）空腹饮酒容易引发低血糖。

（3）酒精可能与降糖药或胰岛素相互作用。

酒精可能与某些降糖药物相互作用，使人出现心慌、气短、头晕、面红等不良反应。

（4）饮酒过多可能引发高脂血症。

研究显示，酒精会使血液中甘油三酯及低密度脂蛋白胆固醇浓度升高，容易导致高脂血症。

（5）过量饮酒还可能引起糖尿病酮症酸中毒。

酒精会使肝脏内产生的酮体增加，酮体在血液中积蓄过多时，可使血液变酸而引起酸中毒。糖尿病酮症酸中毒是一种糖尿病急性并发症，处理或治疗不及时，会特别危险。

但是在现实生活中，人们难免会有应酬或者聚会，很难做到滴酒不沾，如果一定要喝酒，糖尿病患者记得要注意以下几点：

（1）严格控制饮酒量。每天最多喝2次。葡萄酒每次最多150毫升，30度的白酒最多50毫升，啤酒最多400毫升（一瓶瓶装啤酒大概是500毫升）。

（2）不能空腹喝酒。喝酒时适当进食，边喝酒边吃菜，慢慢喝就不容易导致血糖波动过大。

（3）甜酒也是禁忌酒。甜酒最好加水稀释或者与不含糖的饮料混在一起喝。

（4）喝酒的时候注意监测血糖，喝完酒后需要调整胰岛素的用量。

在保证血糖控制稳定的情况下，可以适量饮酒，但是千万不能贪杯哦。不过，有以下情况的糖尿病患者一定要禁酒：

（1）血糖控制较差，长期居高不下或者波动幅度大。

（2）经常发生低血糖。

（3）存在糖尿病并发症，无论是急性并发症，还是慢性并发症。

（4）存在脂肪肝或肝功能异常。

（5）患有高脂血症。

（6）患有高尿酸症。

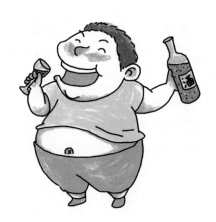

饭店老板
"吃"掉9千克体重后，血糖听话多了

小档案

王永才，安徽人。开了一个饭店，每天大鱼大肉地吃，最终在30多岁的年纪患上了糖尿病。责任使然，他学会了科学的饮食方法，并严格执行，最终控制住了血糖。

患者故事

我叫王永才，今年37岁。来自中国十大竹乡之一的广德。2017年11月左右，我老是感觉口渴，大杯大杯地喝水。一开始我并没放在心上，根本没有意识到是糖尿病，慢慢地我发现自己的体重有点下降了，夜里尿也变多了。

在老婆的催促下，我去医院做了生化检查，当时结果显示空腹血糖为17.8mmol/L，医生让我立马住院，我都晕了，还问17.8是什么概念。医生说你这症状是典型的"三多一少"呀，赶紧住院吧，要不会有危险的。

当时的我身高1.7米，体重78千克，对糖尿病是什么完全没有概念。

回想我患糖尿病之前的生活，我是做餐饮的，每天跟好吃的东西打交道，所以很容易吃得多，动得少，而且没规律，有时一天两顿，有时一天四五顿，天天大鱼大肉，也习惯了吃夜宵。

另外我的家族里有多人患有糖尿病，我爸爸4个兄弟中有两个得了糖尿病。

被诊断为糖尿病后，医生给我进行了两个星期的胰岛素强化治疗，然后改口服药，后来慢慢减药。到现在，我已经停掉了所有药物。右图是我目前的血糖情况。

确诊只有3个月，怎么就能成功停药并控制好血糖呢？我可以跟大家分享一些我的经验。

我还年轻，只有37岁，干预得比较早，胰

日期	早餐		午餐		晚餐		睡前	凌晨
	空腹	后	前	后	前	后		
03-25	6.08			9.38	5.91	8.45		
03-24	6.99	4.89	4.78		5.18	6.93		
03-23	6.04					7.24		
	6.5				4.83			
03-22	5.76							
	7.35							
03-21	7.18	5.49		7.32	6.57	8.3		
03-20	7.97	5.94	5.38	7.62	5.72	11.37	5.96	
03-19	7.24				7.26	7.6		
03-18	7.48			7.53				

"我的血糖" / 开始日期 / 截止日期

岛功能恢复得也就快些。所以，及时干预糖尿病，恢复胰岛功能，我觉得是实现停药最重要的一点。我知道很多糖尿病患者都不想用药，一直拖着，等到不得不用药的时候再开始用，这其实是不科学的。

还有很多人得了糖尿病之后，就加各种微信群或 QQ 群，一股脑儿问各种各样基础性的问题，我觉得这是积极上进的表现，但并不是最好的方法。好的方法应该是自己先学习一些基础性的知识，比如糖尿病暂时无法根治，不是所有人都能随随便便"裸奔"的。

我患病之后那段时间一直在恶补知识。天天看关于糖尿病的文章、视频，"三诺讲糖"推送的文章我几乎一篇不落，这对我的帮助是最大的！

我按照学到的知识，每天给自己规定好吃饭的时间，主食由以前的大米饭改成大米加荞麦、燕麦、小米、玉米、黑米做成的杂粮饭，中午和晚上每顿只吃 100 克。

刚开始我饿得很厉害，因为生病前每顿都要吃 2 大碗米饭。我上午一般在 10 点左右加餐半个苹果，下午 4 点左右再吃半个苹果，有时加点饼干。晚上睡前喝点牛奶。这样我的饥饿感就少了很多。

杂粮饭比纯大米饭要饱腹，而且血糖生成指数比大米饭要低。刚开始每顿饭我都会称重，现在基本看一眼心里就有数了，只是偶尔还会称。

早餐我也会注意营养搭配，比如吃 9 个荠菜肉馅饺子加一个鸡蛋，这样碳水化合物、蛋白质和维生素都兼顾到了。同时，烟酒我都不再沾了。

我还给自己定了一个运动目标：每天快步走 5 公里，早餐半小时后开始，一般需要 50 分钟左右。早晨要是没时间，最少也要走 3 公里，30 分钟以上，不够的晚饭后再补上。

以前我经常熬夜，半夜还得吃点东西再睡觉，现在我定时定量吃，且晚上 11 点前必须睡觉。

很多人都问我，是什么促使我下这么大的决心，"洗心革面"重新生活的？其实我当时就一个念头：上有老下有小，一大家子都指望我，我不能倒下。

现在我体重 69 千克，血糖已经基本达标了，我还会继续努力，把体重控制到 65 千克左右，并继续坚持健康的生活方式。也希望各位糖尿病患者能跟我一样，及早干预，及早达标，尽早过上健康自由的生活。

2 型糖尿病患者要想不吃药也能控制血糖，需做到这 6 点

"得了糖尿病，我就希望能不吃药，也不打胰岛素，还能控制好血糖。" 6 月 26 日，在长沙雷锋医院主办的糖友活动上，一位 70 岁、患 2 型糖尿病 17 年的糖尿病患者表达了这样的心愿。

那么，这位 70 多岁的糖尿病患者的心愿能不能实现呢? 答案是肯定的，但需要做到以下 6 点。

1. "小胰子" 还不错

这是停药的基础，是以下所有方法的前提，如果患者的胰岛功能已经不行了，那么宣传停药、停胰岛素的基本都是骗子。

判断胰岛（糖尿病患者亲切地称其为 "小胰子"）功能好坏的方法就是去医院做一次胰岛素释放试验，测测 C 肽。

当然，还有一个简单的方法就是: 如果你发现糖尿病比较及时，比如刚出现糖尿病症状，你就干预了，尽早地保护了自己的 "小胰子"，那么这种情况下就比较容易停药。

2. 减轻体重到正常范围

50 岁前患 2 型糖尿病，大多与不健康的生活方式导致的肥胖有关，所以这时候及时减轻体重到正常范围，也可能实现停药。

3. 科学的饮食控制（没有说要少吃哦）

（1）控制全天的总热量，什么食物都可以尝一点，但什么都不多吃。

（2）饮食结构搭配合理，每餐包含碳水化合物（主食）、蛋白质（肉蛋奶类）、脂肪（油脂）以及蔬菜。

（3）注意吃饭顺序: 先喝半碗汤，然后多吃蔬菜，最后用蔬菜和肉类夹杂着主食吃。

4. 保持好的运动习惯

运动方法有很多。这次在雷锋医院遇到的很多糖尿病患者，都习惯散步，每次饭后散步 1 小时左右。

事实证明: 大多数喜欢走路的糖尿病患者，其血糖控制得都不错。

5. 监测血糖

如果不测血糖，就不知道自己吃得对不对，也不知道上面的那些方法对控制糖尿病是否有效。而且即便停药了，血糖依然可能会出现波动。

如果不监测血糖，就相当于打仗行军过程中，没有获得任何敌军的消息，就贸然行进到敌军阵地中，这时突然炮弹来袭，说不定就会全军覆没。

6. 保持好的心情

确诊为糖尿病后，要想尽一切办法控制好血糖、血压、血脂，预防或延缓并发症的发生。如果需要用药，患者千万不要排斥。

需要强调的是，总体上，随着年龄的增长，胰岛素敏感性下降和胰岛素分泌功能下降是不争的事实。绝大多数 2 型糖尿病患者是需要降糖药物来维持血糖正常或接近正常水平的，即使发病之初或某个阶段可以停用降糖药。服用降糖药并不那么可怕，关键是控制好血糖以及心血管危险因素，避免和延缓糖尿病并发症的发生与发展。糖尿病是否严重，并不在于患者是否用药，而在于是否有严重的糖尿病并发症，在于血糖、血脂、血压、体重等这些关键指标是否得到良好控制。例如，一个 60~70 岁的糖尿病患者，尽管已经在服用降糖、降压和调脂药物，但他没有糖尿病并发症，血糖、血压、血脂控制良好，体重合适或稍超重，生活质量没有下降，生存时间也不会缩短。因此，他显然是个很健康的人，是个吃药的健康人。健康才是我们治疗的根本目标。

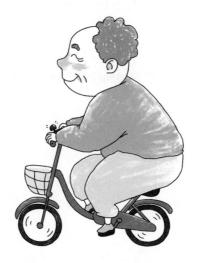

王晓宁
刚患糖尿病时很瘦，我是这样增重的

小档案

王小宁，58 岁。患糖尿病 3 年。既没有家族遗传史，也不肥胖，而且一直热爱运动，用他自己的话说是"无缘无故"就患上了糖尿病。患病后他越来越瘦，后来通过学习糖尿病知识和调整饮食、运动增加了体重。

患者故事

我一直喜欢打篮球，读大学时还是我们校篮球队的前锋。毕业后，我也经常跟同事、朋友一起打球，天气不好的时候我会去健身房跑跑步。因为已经习惯了运动，所以不运动就全身痒。

同事都说我身体很强壮，照这样下去，到退休肯定啥病都没有。可是啥话都不能说得"太满"。2015 年，离退休还有 5 年，我突然变得特别爱喝水，刚开始还以为是运动量太大导致的，后来才发现，打篮球 1 个多小时的时间里，我一个人可以喝掉一箱矿泉水。而且我的体力也大不如前，打一会儿球就累，就得休息，一休息就喝水。

多年的球友中有一个是医生，好久没来打球，一来就说我怎么瘦成这样了。了解了我的症状后，他觉得我像是得了糖尿病。在下一次打球的时候，他带来了血糖仪给我测量，结果为 25mmol/L。我不相信，说我这么爱运动的人怎么还会得糖尿病呢。再测一次，数值还是 20 以上。

后来我去医院做了一次糖耐量试验，他的怀疑是对的，我被确诊为糖尿病了。

中间的治疗我就不说了，因为发现及时，很容易就控制住了血糖。我就说说我是怎样增重的吧。因为长期运动，临到退休的时候，我的身材都比较正常。后来患上糖尿病，瘦了一圈，身高 1.68 米，体重只有 50 千克左右，好多人见到我都关切地问我怎么了，还以为我得了重病或者心灵上受到打击了。

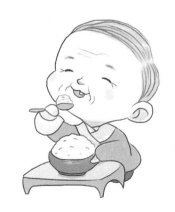

我查了很多文章，都在教肥胖的糖尿病患者怎么减重，却很少见到瘦弱的糖尿病患者如何增重的。实际上，太胖或太瘦都不太好。所以，我就到处学习，终于在半年后把体重增加到了 60 千克，人也精神了许多。我的方法如下：

1. 确立目标

我身高 1.68 米，那么根据 BMI 的公式可以得出我的标准体重是：1.68×1.68×22（标准 BMI）=62 千克。

2. 制订饮食方案

因为我比较瘦，而且爱好运动，所以我一天所需的热量大约是 2200 千卡，一共 24 个交换份，我严格按照食物交换份控制我的饮食量（参见本书第 24 页）。

因为我要增重，所以会减少 1~2 个交换份的谷薯类，增加一些蛋白质食物，这样有助于增长肌肉。

3. 制订运动方案

每天坚持饭后快走半小时，早晨吃完早餐乘公交车上班时，我会提前 2~3 站下车，然后快步走到单位；中午吃完饭绕着单位走几圈，如果走得不够，就在晚饭后补上。

为了在恶劣天气下也能保持运动，我买了一个跑步机在家里，遇到下雨天或者雾霾天，我就在家里跑步。

此外，每天坚持做一些无氧运动。我买了两个哑铃，每天做一些健身动作，增加肌肉量。同时我还会做俯卧撑、平板撑等。

4. 坚持监测血糖

运动量较大的时候，要防止出现低血糖。所以刚开始实践我的运动方案时，我会保持每天监测 7~8 次血糖。在血糖较低但还没到低血糖的时候，我会吃一个煮鸡蛋或喝一杯牛奶。我尽量不等到出现低血糖症状的时候再吃东西，而是在即将出现低血糖症状的时候增加饮食。

5. 找中医调节脾胃

就像有些胖人说的"喝水都长体重"一样，很多瘦人是怎么吃都不胖的，这有多方面的因素。我听家里人说，附近有个老中医，擅长治疗脾胃方面的病，所以便去找他，吃过 2 个疗程的中药，当时确实感觉身体更棒了。

增重和减重一样，需要科学的方法和坚强的意志。

专家有话说 想增重的糖尿病患者需要注意 3 点

增重和减重其实就是一个加减法的游戏，关键就是平衡好吃进的热量和消耗的热量的关系。

需要减重的糖尿病患者，吃进的热量要比消耗的热量少；而需要增重的糖尿病患者，则吃进的热量要高于消耗的热量。

但是有一个问题是：如果吃得多，动得少，那岂不是又会升高血糖了？

所以为了避免这个问题，想增重的糖尿病患者需要注意 3 点：

1.调节饮食的结构，适当多摄入一些蛋白质类食物，减少部分主食。

2.适当增加一些无氧运动，减少有氧运动。因为无氧运动可以增加肌肉，增强胰岛素的敏感性，而且同等条件下消耗的热量更低一些。

3.监测血糖，只要血糖不升高，则可以继续执行当前的方案。

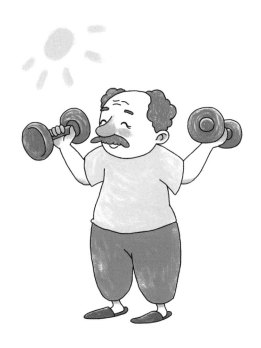

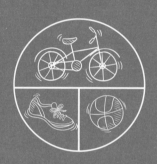

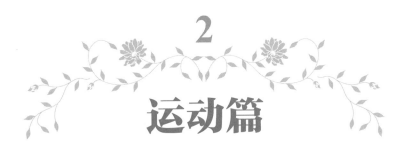

运动篇

迈开腿，为身体赋能

达·芬奇说：运动是一切生命的源泉。

我曾经与同事打赌说：我能一眼就看出谁是糖尿病患者。他不信，后来我指了几个人，通过各种方式确认，我都"蒙"对了。

方法无他，只要他比较肥胖（尤其是腹型肥胖），精神慵懒，年龄在40岁以上，基本就可以确认。

后来同事不服气，找了几个已经确诊为糖尿病的人，说：你看他们一个个都很健康的样子，根本不像是糖尿病患者。

是的，如果"管住嘴、迈开腿"减轻体重后，他们不但不像糖尿病患者，而且可能比健康人还健康，因为他们把不健康的生活方式都纠正了。

所以，遇到糖尿病患者问我该怎么办的时候，我首先让他降体重，而降体重最好的方法就是运动。我接触过很多糖尿病患者，在确诊为2型糖尿病后，通过运动减轻体重，然后在很长一段时间里不用吃药，也不用打胰岛素，就能很好地控制血糖。一些1型糖尿病患者通过运动会增加肌肉，不但更加健美帅气，而且需要的胰岛素量也会明显减少。

所以，运动是糖尿病患者的一剂良药，这剂良药不但不要钱，还会"买一赠多"，控制血糖的同时，顺带把血压、血脂、尿酸等许多指标降到正常范围内，还有免费美容、提高睡眠质量、提高工作效率等功效。

运动，为身体赋能，是糖尿病患者提高生活质量的必备武器。

岑淮光

培养了9位世界冠军，
如今为了健康而打乒乓球

小档案

岑淮光，9位世界冠军的教练。庄则栋、李富荣、周兰荪等乒乓球世界冠军的背后都有他的名字。

患者故事

78岁的他黑发已所剩无几，但当他在乒乓球台前左攻右守、前防后补时，一个个反手加旋转球抽过去，能让对面的小伙子手忙脚乱、一身汗。只要他出现在乒乓球台前，就会有人忍不住喝彩，"这哪里是个老头啊，简直就是一只矫健的羚羊。"

他的矫健显然与从事了一辈子的乒乓球运动分不开，更与他和疾病做斗争的坚强意志分不开。

他是新中国第一批乒乓球国手，曾获1957年全锦赛男团冠军，参加过第20届和第23届世界乒乓球锦标赛。他是中国乒乓球协会教练委员会前副主任，北京乒乓球协会前副主席，国家体育荣誉奖章获得者。

1958~1959年、1964~1966年，他两度担任中国乒乓球青年队男、女队主教练，曾培训庄则栋、李富荣、周兰荪、王志良、胡玉兰、张立、郑怀颖等世界冠军。20世纪60年代，他担任北京乒乓球女队主教练，率队获得1963年全国乒乓球锦标赛女团冠军。20世纪70~90年代，他出任北京乒乓球队总教练和男队主教练，主管男队期间，率队8次获得全国乒乓球锦标赛或等级赛团体冠军。1980年，他被授予第一批"国家级教练"称号，荣获国务院颁发的特殊津贴。他曾出版《怎样打乒乓球》一书，并翻译成日文在日本出版；在新世纪之际他又出版了《怎样打好乒乓球》一书。

岑淮光的家中摆放着许多奖章和照片，照片中有庄则栋、邱钟惠等大家熟悉的"国手"，他们是岑淮光为乒乓球付出一生的见证。但谁也不知道，回首过去，一切荣辱对他都不再重要，一年、两年甚至十年的时光在他眼中都只不过是弹指一挥间，重要的是当下有没有健康和快乐的精神面貌。

在他的故事中，有一种岁月与病痛磨砺出来的智慧和豁达，散发着从容、淡定与自强不息的光芒。他现在如此在意，正是因为曾经失去。

脑血栓后，他重新站了起来

糖尿病对于岑淮光来说，真的太好控制了。他本来就是一位体育健将，天生对运动的热情加上爱人的医生身份，使他能从饮食、运动和生活等各方面积极控制好血糖。他说想不通15年前糖尿病为什么会找上他，就像想不通21年前脑血栓为什么会找上他一样。

1991年，57岁的他每天跑步、打球、教学，如小伙子一般强壮，但脑血栓却在一天晚上毫无征兆地来了。他的左半边身子突然蜷缩，人无法行动，上厕所、洗澡都需要女婿抱着去。生活完全无法自理的他，接到了医生的诊断：偏瘫。

面对突如其来的打击，岑淮光的爱人决定让他采用西医治疗外加按摩、推拿的方式。岑淮光当时非常紧张，因为推拿手法太重了，每次拽腿、扯脚时，他都感觉地动山摇，以为床会塌了。但这样坚持用药、坚持每天推拿，半年后，他慢慢能动了。

刚刚能动，他就要求自己能站，继而能走。后来，他能挂着一根竹竿慢慢踱步，可没走两天，推拿医生就把竹竿没收了，必须自己走！他咬着牙重新学习掌握平衡，每天多走一点，每天多动一下。最后凭借超人的毅力，他从坚持每天走1个小时，出去办事不坐车，都走路，到一气能走3~5个小时，再也没有人能看出他患过脑血栓、曾经偏瘫过了。

与脑血栓做斗争的过程很艰辛。他总结说，在两年后恢复到能走、能动，主要是因为一开始被动运动、后来主动运动做得好，而且自己确实有一种顽强的毅力。后来岑淮光血糖控制得好，也与他坚持锻炼的这股狠劲有关系。只可惜脑血栓却不肯轻易放手。

烦透了，都别来烦我

"那是我一生中最灰暗、最痛苦的一段时光。"现在回想起来，岑淮光依旧眉头紧锁。那时他睡也睡不了，吃也吃不下，人变得异常消瘦，而且性格还怪异起来。自己最喜欢的外孙女来了，他马上躲到房间里，见都不见。挂在嘴边的话是："没意思，都别来烦我！"老朋友打来电话关心他的情况，他只说两句话："我身体不好，别来看我。"这样的情况持续发展，到最后他连去

专家点评

糖尿病是由先天遗传因素与后天环境双重影响导致的。很多运动员虽然热爱运动，但退役后，运动和训练强度都大不如以前，而且饮食习惯不会像以前那么讲究，因此也容易得糖尿病。

2. 运动篇　迈开腿，为身体赋能

79

医院都跟在爱人身后，让坐就坐，让站就站。他对什么都失去了兴趣，干什么都觉得没意思。学医的爱人开始意识到这是精神问题。

"这是脑血栓压迫神经造成的忧郁症"，医生在听完岑淮光爱人的叙述后，给出了结论。爱人劝他去北京安定医院看精神科，他断然拒绝，拿了药来给他吃，他更不肯吃，"我怎么会有精神病？你才有精神病呢！"他的情况越来越糟糕。

面对这样不配合的岑淮光，该怎么办？他的爱人思前想后，想到了一个好办法。她不再让按摩师到家里来，而是让他自己走出去按摩；又让他去体育馆教小朋友打乒乓球，逼着他跟孩子们在一起。就这样，他被"逼"出了家门，开始重新接触社会、融入社会，他又感觉到了阳光的温暖、笑容的可爱。他终于愿意吃药了。

从开始吃药到走出忧郁症，他用了几年。直到1996年，他才又能笑着跟人打招呼，也愿意跟人聊天了。从此他意识到，好的心态与健康的体魄多么重要。他说，糖尿病的治疗需要驾驭好"五驾马车"，他一直都非常认真地执行，同时一直努力保持健康、快乐、积极、向上的心态。

坚持跑步快乐多

现在谈笑风生的岑淮光对很多事物都有兴趣，聊天、打球、打牌、下棋、唱歌，每天忙忙碌碌，很开心。说起他的健康长寿，首先应归功于生活规律，不熬夜、不抽烟、不喝酒，饮食以素食为主，绝不光吃大鱼大肉；其次就是坚持锻炼，"我爱跑步"。

20世纪60年代，他患上了慢性支气管炎，每天晚上都咳嗽、咳痰，无法入睡。后来听人说慢跑可以帮助治疗支气管炎，他就坚持慢跑。没想到，跑了3年，他的慢性支气管炎果然好了，而且再也没犯过。这让他如获至宝，之后坚持跑了30多年。直到3个月前医生说他年纪太大了，不建议跑步，他才改成了快步走。

现在，岑淮光每天早饭后休息1小时，然后去公园快步走上一大圈。每周还会有两次在活动后，走着去医院测餐后血糖，做各项检查。他说，人老后眼睛花，所以干脆去医院测血糖，这样不仅测的结果让人放心，而且能保证对自己的健康状况心中有数。他的娱乐时间一般在下午，不是和老朋友、老队友们打乒乓球，就是去唱歌。他说，打球可以活动身体，唱歌可以调节气息，让自己说话更有底气。在"五驾马车"的保驾护航下，他的血糖一直控制在9.0mmol/L左右。

"我以前打球是为了争冠军，现在打球就是为了锻炼身体。"他说，"当初祖国要求我们自强不息，打出自己的水平和实力，所以我们努力走向世界；后来面对疾病，我更要自强不息。因为只有战胜了病魔，我才能有希望看到我们国家从乒乓球大国变成乒乓球强国。"

新近发生过脑血管意外并有肢体偏瘫的糖尿病患者，应先进行脑卒中常规肢体康复训练。脑卒中常规肢体康复训练通常采用日常生活动作，其运动强度多为低强度运动，待患者体能和运动耐力有所恢复后，再根据血糖及胰岛素情况进行调整，且整个运动治疗需要在运动医学或康复医学专业人员的监督下进行。

脑卒中运动功能的康复时间一般是 1 年，言语和认知功能的恢复可能需要 1~2 年，脑卒中后 1~3 个月是康复治疗和功能恢复的最佳时期。此时康复运动的重点是抑制痉挛、原始反射和异常运动模式，增强肌力，促进协调性和精细运动，提高和恢复日常活动能力。可在床上进行控制能力训练、屈曲分离和伸展分离训练、髋部控制训练、踝背屈训练以及翻身训练等，然后依据患者能力进行坐起训练、坐位平衡训练、坐位重心转移训练以及站立位的相关训练。

脑卒中 1 年后可留下不同程度的后遗症，如痉挛、肌力减退、挛缩畸形、共济失调、姿势异常甚至软瘫。此时亦不可停下训练，应继续进行维持性训练，防止功能退化。例如可利用健侧代偿，适时使用辅助器具（杖、步行器、轮椅），改善周围环境，争取最大限度实现日常生活自理。

不过，患脑卒中的糖尿病患者进行康复训练时需要注意几点：

（1）康复训练虽然要消耗人体的热量，并破坏其细胞，但引起的补偿更多。因此切勿训练过度，否则不仅不能达到超量补偿，甚至不能获得等量恢复。

（2）必须按规定的时间进行，不能缺课和中断，预防扭伤筋骨、撕伤肌肉和韧带等事故，勿使康复训练中断。

（3）要全面兼顾各关节、肌肉，以及各种不同功能。

糖尿病主要合并症运动处方简表（资料来源：《中国糖尿病运动治疗指南》）

合并症	强度	时间	频率	方式
冠心病	低	20~45 分钟	3~4 天 / 周	太极拳、步行、骑行等有氧运动
心肌病	低	20~45 分钟	3~4 天 / 周	太极拳、步行、骑行等有氧运动
高血压	低、中	≥ 30 分钟	大于 4 天 / 周	太极拳、瑜伽、步行等舒缓放松的有氧运动
闭塞性动脉硬化症	中	≥ 30 分钟	每天 1 次	躯干和非受累肢体的牵张训练、手摇车等有氧运动
慢性阻塞性肺病	中	≥ 30 分钟	2~5 天 / 周	有氧运动、抗阻训练

王玉凯

患糖尿病28年，把运动融入生活中

小档案

王玉凯，患 2 型糖尿病 28 年，如今已经 80 岁了，血糖一直控制得很稳定，除眼患白内障外，身体各项功能均正常且无明显并发症。

患者故事

跟人说起我有 28 年的“糖龄”，也许很多人都会生疑。的确，虽然我已经 80 岁了，却没有经历过多疾病带来的痛苦，我的生活充满了、幸福。我很清楚，能取得这样的成绩，除饮食、药物外，运动功不可没。

起床前，我会在床上稍稍坐一会儿，3 分钟后，站起来开始做些晨练的小运动：从头开始，然后是脸、胸、脚，之后再进行全身按摩。缓慢地做完这组运动大约用 20 分钟。运动后一晚上的疲惫一扫而空，人顿时有了精神，带着愉悦的心情我开始了一天的生活……

白天是人体最活跃的时候，此时自然要抓住机会锻炼。我以前总喜欢坐着，站起来后就觉得下肢麻木酸胀。后来时常在家做做踮脚的动作，不但缓解了酸麻感，腿脚也有了劲，感觉越活越年轻。久坐或久立的糖尿病患者不妨也试试。

没事的时候，我就将整个身体贴墙上站 10 分钟，锻炼一段时间后，我发现自己发福的体形变好了，体重也减轻了。年龄大的糖尿病患者多做这个动作还可以缓解腰酸，防止驼背。

平时出门，只要是 3 千米以内的路程，我从来不打车，也不考虑使用代步车，而是选择步行。时间一长，这种行走锻炼就成为我的一种生活习惯，这也响应了国家的号召“绿色出行，低碳环保”。我希望广大糖尿病患者都能养成步行的习惯，让锻炼、环保两不误。

忙完一天的工作，晚上我习惯在餐后步行 45 分钟，约 4800 步。行走过程中也不忘锻炼其他部位：用力低头、仰头 50 次，耸肩 30 次，扩胸 50 次，甩臂 100 次。只要不下雨，即便是三伏天、三九天，我也照做不误。每天睡觉前，我总会看看戴在手腕上的计步器，看到显示屏上又显示1万多步，我那高兴劲就甭提了。躺在床上，心想着锻炼充实了我一整天的生活，那种满足感让我躺着没多久就能进入香甜的梦乡。

我家有个不大的院子，我种上自己喜欢吃的果蔬，每天翻土、浇水、施肥，看着它们在我的培育下一天天长大、成熟。到了收获的季节，将新鲜、油绿的蔬菜搬上桌，与家人一起分享，我的心情别提多舒畅了。种植既锻炼了身体，又让我收获了食物和亲情。

梦想中的田园生活还不止如此。洗菜、做饭、打扫卫生、刷厕所等家务活都少不了我的身影，在做这些活时，我只要意识到这是一种锻炼，就乐此不疲。如做一个馒头要揉面30次，想着让上下肢甚至全身都得到了锻炼，我就越揉越带劲。

如果没有亲身体验就不会有这么多的感触。运动带来的幸福和快乐，不经意间已成为我生活中不可或缺的一部分。如果你和我一样想拥有健康的身体，那么从明天起，时时将运动记在心上，然后高高兴兴地去做。久而久之，你自然会受益匪浅。

专家有话说 运动后，别马上停下来

爬一次山，浑身都疼。相信很多糖尿病患者都有过这样的经历。那么，运动后为什么会出现疼痛呢？有没有办法缓解运动后的疼痛？

运动后为什么身体会痛

人体在安静状态下，肌肉中的糖类可以分解产生二氧化碳和水释放热量。而在运动时，骨骼肌需要大量的热量，虽然此时呼吸运动和血液循环大大加强，但仍然不能满足肌肉组织对氧气的需求，从而导致肌肉组织暂时处于缺氧状态。而糖在无氧状态下，会分解产生大量乳酸。

这些乳酸堆积在肌肉中，刺激神经末梢，便会反射性地引起肌肉酸痛。运动后，这些乳酸一部分被氧化，一部分随血液扩散，肌肉的酸痛感也就慢慢消失了。这就是为什么爬山后，身体要酸痛几天的原因。

由上可见，糖尿病患者在做有氧运动时，需要消耗大量糖原才能降低体内的血糖。运动量小，身体无须分解大量糖原来供能，自然不能达到降血糖的目的。运动量过大，身体虽然会分解大量糖原来提供热量，但也会因乳酸产生过多而导致肌肉酸痛，影响运动的持续性。所以推荐糖尿病患者进行中等强度的有氧运动（见本书第114~115页）。

如果糖尿病患者觉得自己运动前后血糖没有变化，那就需要反省下自己的运动量是否充足。

预防肌肉酸痛的方法

运动后不要马上停下来。运动后的一段时间内，人内脏各器官的工作量比平静时大，如果突然静止下来，供应骨骼肌的血液不能及时返回心脏，站立状态下，人会出现大脑血液供应不足的症状，如头晕、眼花等不适，同时肌肉得不到放松，疲劳感加重。

运动后要做整理运动。积极的整理运动，有助于加快血液循环，促使四肢的血液向心脏回流，而且有助于乳酸的排泄，能减轻肌肉酸痛、消除身体疲劳。与此同时，心肺逐步恢复至平静状态，身体舒适，精神愉悦。

整理运动怎么做

整理运动包含呼吸运动和较缓和的全身运动，量不要太大，要逐步由大变小，尽量使肌肉主动放松，使身体逐渐恢复至平静时的状态。

整理活动的方式主要是慢跑或快走、慢速体操或围绕双肩、肘、腕、髋、膝、踝关节的大幅度伸直运动。

慢跑或快走可使人保持较高的身体温度，并使肌肉保持较好的伸展性和弹性。在此基础上，再进行伸展练习，会更有利于肌肉的放松。

肌肉的伸展练习，可以避免因局部循环障碍而造成的恢复时间延长，从而缓解运动后肌肉酸痛的症状，消除肌肉疲劳。

运动结束后应对负荷较重的肌肉群进行牵拉运动，如大腿前部、大腿后部、小腿部、腰部、肩、上肢等。做肌肉牵拉运动时，如果感到肌肉放松，则要加大活动幅度，伸展至自己可以承受的最大幅度，保持 30 秒至 1 分钟，间歇 1 分钟后，再进行第二次牵拉，重复 2~3 次为一组。

伸展练习后，对伸展的肌肉适当地揉捏、抖动，有利于消除由牵拉导致的不适感。

最后，用意念放松法使自己平静下来。站立，双腿分开，与肩同宽，双手下垂，双眼微闭，大脑不想任何事情。双臂缓慢前举至水平位再慢慢放下，双臂前举时用鼻子深吸气，放下时用嘴吐气。

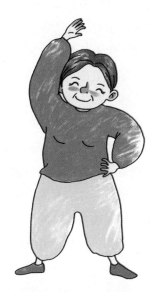

王道权

我冬季锻炼的小心得

小档案

王道权，患2型糖尿病多年，喜欢爬山，血糖控制良好。

患者故事

62岁的李师傅是我新认识的一位糖尿病患者，有一天他看见我一早又去登紫金山，就赶紧把他亲身经历的故事告诉了我。原来他为了能尽快控制住血糖，有一天早晨5:00就去爬紫金山，爬山2个多小时后到达了山顶。

可刚刚登顶，他就感觉到头晕目眩、全身出虚汗，然后突然失去意识晕倒在地，待自己慢慢清醒后，山上还没有人影，他只好自己慢慢挪到山上小卖部门前，跟里面的师傅要了半杯糖水喝下去，又休息了15分钟，才感觉自己捡回了一条命。

所以，他提醒我，不能一大早就空腹做剧烈运动，降糖不是一朝一夕的事情，欲速则不达。糖尿病患者如果盲目加大运动量，想以此降低血糖，结果只会适得其反。

其实作为一名老糖尿病患者，对于冬季锻炼我还是有一些心得的。进入冬季，糖尿病患者的血糖会比其他季节高，因为寒冷的刺激会使肾上腺素分泌增多，血糖代谢减慢，从而使血糖升高，同时糖尿病足等并发症也最容易在冬季发生或复发。除了用药，运动是控制血糖最有效的办法。但糖尿病患者的运动有其特殊性，如不注意，会给身体造成危害。

冬季锻炼应循序渐进

像李师傅这样，以往没有经常爬山的习惯，突然进行剧烈运动，身体便会产生一种应激反应，使血糖异常升高，容易出现糖尿病酮症酸中毒等急性并发症，再加上清晨山上很少有人，所以更加危险。因此，运动一定要循序渐进。可以请专业医生为自己量身打造一套运动方案。

运动对于糖尿病患者来说，就像看病吃药一样，十分必要。运动能增加肌糖原和肝糖原的合成及异生、降低血糖、调节血脂，还能增加体内胰岛素的敏感性，改善胰岛素抵抗状态，从而纠正糖尿病患者的多种代谢异常。

空腹锻炼危险多

有些糖尿病患者想早点看到减重效果，于是采取空腹锻炼的方法。如我们小区的赵女生，她今年58岁，身体比较胖，有70多千克，平时经常不吃早饭去爬山。她就常常出现轻微的低血糖症状，好在她岁数不大，所以对于心慌、心悸还比较敏感，如果换成70岁以上的老人，估计就吃不消了。

一些饥饿实验表明，正常人36个小时不进食，血糖也不会降得过低，但糖尿病患者则不同。出于治疗疾病的需要，糖尿病患者必须按时服降糖药。由于药物的作用，他们反而容易出现低血糖症状。当低血糖发生时，患者会出现心慌、心跳加快、手颤抖、全身冒汗等症状，发展下去还会出现昏迷甚至死亡。所以糖尿病患者千万不能空腹锻炼。运动时须小心低血糖，随身携带糖类食物。

而且，冬季清晨一般都比较冷，早晨空腹锻炼更容易导致心跳加快、血管收缩，从而使血压升高、心脏负荷加大，增加心绞痛和心肌梗死发生的概率。有研究表明，气温越低，患心脑血管疾病的概率越高。

下午锻炼好

糖尿病患者运动最好选在餐后1小时左右进行，这一段时间食物消化吸收较快，因而血糖增高。如果在这一时间开始锻炼，随着运动消耗热量，糖的分解代谢增强，便可使餐后增高的血糖降下来，防止血糖波动。

我自己感觉，一天当中，糖尿病患者运动锻炼的时机应选在下午而不是清晨。因为血糖有昼夜波动的规律，这一规律显示清晨的血糖最低。而且，冬天下午气温相对较高，如果再出点太阳，就更加适合运动了。

专家有话说 糖尿病患者运动的注意事项

糖尿病患者运动最担心出现的意外就是低血糖。因此在运动前，糖尿病患者最好能测一下血糖，如果血糖比平时偏低，应该先喝一杯牛奶，或吃半个苹果，具体吃什么、吃多少应根据接下来的运动方式和运动量而定。

比如你打算长跑，那就应该多摄入一些食物；如果只是外出散步，就只要吃2~3块饼干即可。

其次，为了预防意外，运动时最好随身携带血糖仪和一瓶饮料。在跑步过程中，一旦发现有心慌、手抖、头晕的迹象，赶紧停下来测下血糖，如果血糖低于3.9mmol/L，赶紧喝饮料。如果来不及测，宁可信其有，不可信其无，先喝两口饮料再测也可以。

最后，运动时，药物也要进行相应的调整。如果是采用胰岛素治疗，可以参考《中国糖尿病运动治疗指南》的相关内容，见下表。

运动模式与胰岛素剂量的调整

运动模式	胰岛素调整	
早餐前运动	不推荐，或仅做较轻松的热身运动	
餐后运动	宜在胰岛素注射后1~2小时后运动	
长时间运动	根据运动强度和运动时间，个体化减少餐前和餐后的胰岛素剂量	
	如果参加全天的徒步运动，减少运动前一天睡前基础胰岛素剂量50%和运动当天的餐前胰岛素及运动后的胰岛素剂量30%~50%	
	减少参加全天运动后当天的睡前胰岛素剂量10%~20%	
间断的高强度运动	减少餐前胰岛素剂量70%~90%	
	如果运动时间少于60分钟，也可以不减少餐前胰岛素剂量	
胰岛素泵	在运动前30~60分钟及运动中减少基础胰岛素剂量50%~75%	
	如果在餐后1~3小时运动，个体化减少餐前胰岛素剂量	
	可以在运动中停泵，但注意再次启用时泵管可能会堵塞	
	减少夜间的基础胰岛素剂量10%~30%	

如果是服用降糖药物治疗，高强度运动前，在计划饮食情况下可以考虑暂停口服药；对低强度的运动，口服降糖药可不做调整。

同时还要注意临床常用的不同类型的口服降糖药在运动治疗中的特点：

（1）磺脲类降糖药能促进胰岛B细胞释放胰岛素进而降低血糖。服用这类降糖药的患者，在漏餐、长时间的运动或剧烈运动时要考虑发生低血糖的可能性。格列吡嗪控释片引起低血糖的可能性比格列苯脲引起低血糖的可能性要低。

（2）格列奈类降糖药也能促进胰岛B细胞释放胰岛素，但其机制与磺脲类药物不同，其作用时间比较短，具有血糖依赖性。但该类药仍然有引起低血糖的可能，患者在服用该类药后运动时需要监测血糖并注意防止低血糖的发生。

（3）对于肝功能受损或饮酒的糖尿病患者，服用二甲双胍后在运动时肝糖输出会减少，有诱发低血糖的可能。

（4）对于口服阿卡波糖的糖尿病患者，运动治疗能明显改善患者的血糖控制情况、降低心血管疾病发生的可能性。单用阿卡波糖配合运动治疗糖尿病，未见有低血糖发生的报道，但联合胰岛素或其他降糖药治疗有低血糖发生的可能。

（5）对于胰高血糖素肽-1类似物、二肽基肽酶IV抑制剂及其他非促泌剂类型的口服降糖药，相关研究文献较少或目前还没有证据认为在运动治疗中会出现低血糖及需要进行药物剂量的调整。

周建民

我用徒步战胜了糖尿病

小档案

周建民，年近花甲之年，却拥有年轻人般充沛的体力和充满朝气的笑容。他身患糖尿病 12 年，但多年来血糖控制稳定，没有并发症，身体健康，心态积极且阳光。他起初只是为了治病而"迈开腿"，却渐渐地热爱上了徒步运动，一走就是 11 年，"走"出了快乐生活，"步"入了健康行列。

患者故事

与徒步结缘，还得追溯到他初患糖尿病之时。在 2000 年刚被确诊时，作为公司的副总，他正处在事业的巅峰，诊断书就像一份判决书，拦在了他与事业之间，他不能不应酬，但更不能失去健康，妻子眼中的大树绝不能就此倒下，这让他像大多数糖尿病患者一样，经历了焦急、苦闷、茫然失措的一年。

后来，喜欢问个为什么的心理促使他阅读了大量糖尿病方面的书籍，再加上医生"管住嘴，迈开腿"的嘱咐，他意识到必须开始运动锻炼。起初他认为迈开腿就行了，于是常约同事去打篮球、打乒乓球，可是他慢慢地发现，这样的运动不规律，且无法坚持，而徒步只要有双运动鞋就可以完成。

于是，周建民的徒步之路开始了，无论刮风下雨，还是出差在外，他都坚持每天徒步 10 公里。以 2011~2012 年间来说，他除了在自己小区广场进行日常徒步，还自行安排户外活动和参加各种公益徒步大会，累计共 60 多次，里程达 2665 公里，这对一个正常人来说，坚持下来已属不易，更何况是一位患有糖尿病的花甲老人。

行走之间，周建民不仅控制住了糖尿病，大大增强了自己的体质，还获得了快乐。"糖尿病对于徒步不是一种阻碍，而是一种让自己养成健康生活方式的约束力，一种促使人拼搏的力量，一种迎接挑战的动力。当你参加各种公益徒步大会时，当你超越极限时，当你行走于青山绿水之间时，当你又结识一些新的朋友时，当你化验单上的血糖指标更加平稳时……那种愉悦的心情，只有亲身体会才能感受到。"这是周建民对于多年徒步的深刻感悟。

雨天打伞，雪天戴帽

作为患病 11 年的老糖尿病患者，他深知糖尿病患者的苦楚。他说他进行徒步运动是希望实现"一延缓，二减少"，即延缓糖尿病并发症的发生、发展，减少糖尿病带来的痛苦，减轻糖尿病带来的经济负担。

每天早晚各 5 公里、近 2 个小时的徒步并不是每个人都能坚持完成的。下雨天打伞走，下雪天戴帽行，每一次推开门打败心底的惰性到底需要多大的动力？

他说："坚持是一种精神。徒步是一种劳筋骨、苦心志、枯燥乏味的运动，更需要坚持的力量，越是困难时候越要有战胜困难的勇气，只有这样坚持下去，才能实现自己的目标。"他说他喜欢走出门呼吸外面清新空气的感觉，喜欢看身边的景物，更喜欢在徒步中思考，在对一个问题的认真思索之中，时间会悄然而逝。

多年徒步经历的积累，加上他的热情和号召力，2012 年 6 月他在西安成立了自己的徒步队"西安阳光徒步"，并任队长。正因为他常年组织、带动周围的人积极参与到徒步运动当中，并积极倡导快乐健康的生活理念，2012 年他成为由国际市民体育联盟中国总部 CVA 发起的"第四届中国十大徒步人物"的候选人。

徒步的常态化与应用化

"我最大的心愿就是能呼吁更多的糖尿病患者参加到徒步当中来。"多年的实践，让他特别想跟其他患者分享自己的收获。他说徒步首先要科学化，否则会适得其反。那么怎样才能做到科学徒步呢？

周建民的总结是：

（1）学习徒步与糖尿病相关知识，尽可能多地掌握常识及要领，向书本学、向有经验的人学，在实践中不断总结摸索。

（2）备好必要装备，穿运动品牌的鞋袜比较舒服、结实、透气，更适合徒步。

（3）根据自己的身体素质、病情发展状况量力而行，循序渐进。

另外，他还总结出了"徒步两化"，即"徒步常态化"和"徒步应用化"："徒步常态化"就是指要养成徒步的习惯，天天坚持，糖尿病患者徒步与正常人徒步是有区别的，正常人徒步三天打鱼两天晒网也无大碍，但糖尿病患者这样做就不利于血糖的控制；"徒步应用化"就是指徒步要与糖尿病的特点相结合，正常人可以早晨先徒步后吃饭，下午 5 点左右徒步后再吃饭，但糖尿病患者不能如此，否则容易导致低血糖，糖尿病患者应在吃完饭半小时到 1 小时后再去徒步。糖尿病患者应因时而异、因病而异地选择适合自己的锻炼方法。

多年来，周建民根据病情和身体状况，逐渐摸索出了适合自身的锻炼方法和强度。

他在长距离的行走时会带上易消化吸收的方便食物，定时、定量地补充热量（大约一个半小时一次），让进食量和运动量维持平衡，因而从来没有因行走距离长而出现低血糖的现象。

证明自己实现了梦想

让我们先了解几个周建民的徒步经历吧：2012年9月参加"第三届北京国际山地徒步大会"30公里；2012年5月参加"大连第十届国际徒步大会"30+10公里；2012年4月参加"西安第八届世界徒步大会"20公里以及"北京第6个全民徒步日大会"42公里；2011年11月参加"台湾第21届国际快乐健行大会"20+10公里；2011年6月参加"西安第三届徒步夜长安"35公里……

他说他就想用实践来证明两点：第一，一个患糖尿病多年的老人，能像正常人一样快乐地参加各种徒步活动；第二，得了糖尿病并不可怕，只要接受正规的治疗，听从医生的嘱托，"管住嘴、迈开腿"，糖尿病患者就可以像正常人一样健康快乐地生活。

他说他有3个梦想：一是在运动可增加糖代谢理论的指导下，经自身的徒步实践体验，探索一条糖尿病患者徒步辅助防控可操作的指导方法，吸引更多糖尿病患者参与到徒步当中来；二是用自己徒步的经历和取得的成绩，证明糖尿病患者可像正常人一样健康快乐地生活，并能参加体现自我价值的各种活动，从而提高患者"战胜糖尿病"的信心和勇气；三是在新的医学教科书或糖尿病指南上，能增加一句——徒步是糖尿病患者控制血糖简单易行、行之有效的好方法。

专家有话说 这样徒步更好"控糖"

行走时，腰要自然前屈，迈大步，身体重心放低。迈步的同时摆动双臂，向前摆臂时，曲臂，肘尖到达眼眉水平面即可，向后摆臂时，尽量伸直到最大限度，两手交替摆动。

运动的时间和次数可以根据个人情况自行掌握，从易到难，循序渐进。开始时，可能走几步就累了，可以停下来歇歇，然后再走，适应后可每次坚持到50步。每天可以做几组这样的运动。

其实普通人走路很少动上肢，主要是下肢和足的少量肌肉参与，其他部位的肌肉往往缺乏锻炼。所以单纯的步行难以起到很好的锻炼作用。把手臂高高摆起，一是可协调身体平衡，二是可充分调动背部的肌肉，使同样时间内消耗的热量大大增加，也就有效地提高了锻炼的效率。

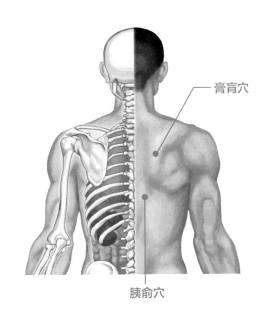

膏肓穴

胰俞穴

从中医学的角度看，背部有个穴位叫胰俞穴，在第八胸椎棘突下左右旁开 1.5 寸处（归属于膀胱经），也就是胸椎旁与肩胛下角稍下方平齐的地方。胰俞穴即胰腺的腧穴，对于胰腺有着良好的保健功效。高摆臂时，可以很好地牵拉刺激到这个穴位。

此外用力摆臂时，两臂交替，还包含了"夹脊"的动作，这个动作能刺激膏肓穴（在第四胸椎棘突下，左右 4 指宽处或左右旁开 3 寸处）。膏肓穴是平时很少能刺激到的穴位（针、药所不及），只有通过导引即自身的动作才能刺激到，对全身的脏腑具有良好的调节作用。

注意事项：

（1）循序渐进，从易到难，量力而行。

（2）不受地点、天气的限制，在家里有个空间就可以来回走动。

（3）不一定一次做完，分次足量也同样有效。唐代孙思邈说的"形要小劳"就是这个道理。

（4）由于运动量相对较大，在练习时，要自备些小点心（5~30 克），以预防低血糖。

（5）运动的时间最好选择在饭后 1 小时，平时血糖不稳定的糖尿病患者要在医生指导下，恰当地选择运动时间，预防低血糖，保证运动的安全性。

（6）每次锻炼达到身体发热、微微汗出的状态即可。

（7）这个动作要求尽量迈大步，放低身体的重心，年龄较大或膝关节不好的糖尿病患者，要以自己能耐受为度，不可勉强，以防受伤。

喻春华

患糖尿病17年、患癌11年，每天都打太极拳

小档案

喻春华，身高 1.78 米，面如红枣，声如洪钟，提起两袋宣传资料，一口气便上了 5 楼，都不带喘的。看见他的人都无法相信：他只有一个肾，已患高血压和糖尿病 17 年，患癌 11 年，1998~2005 年还曾先后 4 次上了手术台。

患者故事

2009 年大年三十，武汉。天气预报：中到大雪，零下 2℃。

早晨 6:20，天蒙蒙亮，路上行人很少。71 岁的喻春华早早起来，精神抖擞，提起昨晚准备好的收录机，放好晨练磁带便出门了。早晨 7:00，他准时来到武汉青少年宫。出乎他意料的是，尽管天气寒冷，但有几位糖友已提前到来，开始了晨练。

早晨 7:30~8:30，这是喻春华与糖友们商定好的晨练时间，而地点，就选择在"万里晴空飞莺鹊，绿草红花空气鲜"（喻春华诗）的武汉青少年宫。

"四情"助他战胜死亡之神

"我好几次都与死神擦肩而过，之所以能活到今天，吃嘛嘛香，身体倍儿棒，是因为一直有'四情'贴心地呵护并感化着我。"操着一口浓重武汉话的喻春华说。

1993 年，因为先天遗传和后天长期伏案工作，喻春华在患上高血压之后又患上了糖尿病。当时他很不以为然，仅仅靠一年一度的体检来监测静脉空腹血糖，不知道糖尿病的自我保健，更别提"五驾马车"了。因此，病情一直没好转。

落后要挨打，无知要付出大代价。1998 年 6 月，喻春华的膀胱上皮出现了癌细胞，医生建议立即进行膀胱移行细胞癌切除手术。同所有人一样，一听说自己患了癌症，喻春华第一反应是：完了！自己要活到头了。

躺在病床上，他开始变得暴躁，话语中充满着绝望，在没人的时候他就开始回忆自己的一生：从农村到城市，从会计到审计，自己平时也没做什么坏事，为何"死亡之神"会看上自己？

当时，窗外烈日炎炎，人们都大汗淋漓地"蒸桑拿"，但喻春华心里却"拔凉拔凉"的。

关键时候，被喻春华后来总结为"四情"的关怀挽救了他：医院医生的热情，同事、朋友、邻居的友情，姐姐和儿女们的亲情，以及老伴的爱情。

"在我开刀后不能活动的那段日子里，我老伴每天赶来医院帮我擦洗，在我心情不好说气话的时候，她也从来不生气，总是平心静气地解决我吃喝拉撒所有问题。"喻春华至今依然记得许多细节，"听说胡萝卜对身体好，我老伴一次买来3千克胡萝卜，切成丁，然后打成汁，一口一口喂我。而那时她也患有心脏病。"

在"四情"的感化下，喻春华的手术很成功，恢复得也很快，而且随后2000年、2003年、2005年的3次癌症手术也很顺利。在这期间，他还被迫切掉了左肾。

"四化"助他康复

4次与癌症相遇，又4次成功脱险，由此喻春华认为：大多数癌症患者都是被吓死的。再联想到自己家里3代高血压病史和2代糖尿病病史，并有3位亲人先后在他们43岁、49岁和60岁因糖尿病去世，喻春华坚信：他们并非死于疾病，而是死于无知。

为此，喻春华加入了湖北新华医院健康俱乐部，开始学习健康知识，而且有感于"四情"给自己带来的温暖，他认为光自己有知识还不行，还应该让尽可能多的人都掌握健康知识。

2007年初，正当武汉市青少年宫扩建开放之时，喻春华与其他几位糖友一起努力，将此地发展成了健康俱乐部晨练点。通过一段时间的努力，俱乐部的会员从刚开始的8个糖友逐渐发展到了40余人，其中，最大的82岁，最小的52岁。晨练项目包括体疗如打太极拳、做健身操等，话疗如一起聊天、互相安慰和支持，食疗即交流"吃"的经验和乐趣。

喻春华说："在与大家一起锻炼的过程中，我总结了'四化'：情绪乐观化、治疗科学化、生活规律化和锻炼纪律化。这是我自己康复的法宝。"

如今，晨练点已经成为武汉清晨一道亮丽的风景线，大家一起交流病情，一起学习打太极拳。不仅如此，周围许多群众都参与其中，而且前来咨询的人也越来越多。

"我吃了降糖药后为什么血糖依然很高？"

"我患有高血压，什么时间吃药最好？"

……

"别看这小小的晨练点，如今它已经成为周边居民健康保健的咨询点，因为我们晨练的人都掌握许多健康知识，大多都能给他们解答，实在解答不了的，我们就去问医生，第二天再告诉他们。"谈及此，喻春华眼睛瞪得很大，用食指在桌上画了个圈，然后在圈中点了 3 下，说："它是医院医风医德的宣传点、病友活动的联络点、社会健康和谐的凝聚点，还是我们参加文艺活动、老年模特大赛的排练点。"

如今，喻春华最新监测的空腹血糖是 5.1mmol/L，餐后血糖 6.8mmol/L，凌晨 3:00 的血糖在 4.8~5.4mmol/L，糖化血红蛋白由以前的 8% 降到现在的 5.8%。

为了表明自己说的话不假，喻春华特意把 1995 年以来所有的会诊记录、出院记录、检查报告、病历、体检报告以及跟糖友们活动的照片、发表在各个刊物上的文章全部展示出来，两张 3 米 ×1 米的桌子上铺得满满全是。

"今年，我们还要发展新的晨练点，让更多的人都加入健康俱乐部，保持健康，这是我晚年的事业。"虎年本命年的喻春华说这话时声音高昂、神采飞扬。

流传于喻春华及病友间的顺口溜：
好好活，慢慢拖，一年一万多（工资）
不要攀，不要比，不要自己气自己
少吃盐，多吃醋，少打麻将多走路
按时睡，按时起，打拳跳舞健身体

专家有话说 糖尿病合并高血压该如何运动（资料来源：《中国糖尿病运动治疗指南》）

高血压是糖尿病患者常见的合并症，发病率因糖尿病类型、年龄、肥胖和种族而不同。高血压也是心脑血管病与微血管并发症的主要危险因素。

糖尿病合并高血压患者的血压控制目标不同于普通的高血压患者，普通的高血压患者的血压控制目标为 ≤ 140/90mmHg，糖尿病合并高血压患者的血压控制目标为 ≤ 130/80mmHg。

血压 ≥ 180/120mmHg 是未被控制的高血压，被列入运动禁忌的范畴；

当血压 ≤ 160/100 mmHg 时，建议患者在运动医学或康复医学专业人员的监督下进行放松训练（如打太极拳、做瑜伽等）和有氧运动（如步行、游泳等），运动强度应为低至中等，避免憋气动作或高强度的运动，防止血压过度升高。

一周中进行 4 天以上的运动，以每天都进行运动为最佳，运动时间不少于 30 分钟，或一天中的运动时间累计达到30分钟亦可。制订运动计划前应当事先进行运动耐力的评定，以保证安全、有效并满足患者的需求。

另外，糖尿病患者还要注意，以下8种情况。

（1）血糖明显升高，超过16.7mmol/L，尤其是尿酮体阳性时，患者暂时不宜运动，应待血糖稳定、酮体消失后再运动。

（2）有明显的低血糖症状或者血糖波动大时，患者暂时不宜运动，应待血糖稳定后再运动。

（3）并发各种急性感染，特别是发热的时候，切忌强行运动，应待感染控制好后再运动。

（4）合并未控制的高血压，且血压超过180/120mmHg时，患者不宜运动，应待血压稳定后再运动。

（5）合并严重心功能不全，稍微活动一下就感觉胸闷、气喘的患者，有可能活动后病情会加重，应待药物治疗心功能稳定后再运动，但应同时进行心脏康复训练。

（6）有严重糖尿病肾病的患者，应咨询医生后选择合适的运动。

（7）有严重的眼底病变或眼科检查时提示有眼底出血的糖尿病患者，应咨询医生后选择合适的运动。

（8）合并新近发生的血栓的患者，应先进行卒中康复训练，待病情稳定后再进行运动。

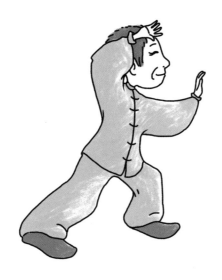

闫娅莎

广场舞帮我控制好了血糖

小档案

闫娅莎，患糖尿病10年，因为参加庆祝新中国成立60周年国庆晚会的舞蹈演出，从而喜欢上了跳舞。后来，她通过自学和跟别人学习，在家附近带动其他老人一起跳广场舞。她用民族舞打动了附近的群众，用动感的现代舞控制好了自己的血糖，用无私和热情创造了和谐社区。

患者故事

这是一个露天"迪厅"，紧靠北京地铁5号线北新桥站，面积约1200平方米，四周树叶茂密，旁边有几块大石头，可供人歇息。

夏日的傍晚，夕阳西下，余晖洒在绿色的树叶上，折射出黄色的光芒。家住北京东城区交东小区的闫娅莎眼看来的人差不多了，便按下音箱的播放键，顿时，休闲的广场变成了欢快的"迪厅"。

"长长的头发，黑黑的眼睛，好像在什么地方见过你，山上的格桑花开得好美丽……"伴随着动感的音乐，100多位60岁左右的阿姨顿时活力四射，整齐划一地跳起了广场舞。

舞在国庆

今年58岁的闫娅莎，已患糖尿病10年，之前血糖一直控制不好。虽然她每天都会坚持体育锻炼，但总是把握不好度，稍不注意就会出现低血糖。

2009年7月，在舞伴的推荐下，闫娅莎参加了庆祝新中国成立60周年国庆晚会舞蹈队的排练——军民合演。时值炎炎夏日，每天的温度高达30多摄氏度，排练强度也非常大。本来血糖控制就不太好的闫娅莎，刚进入队伍时十分不适应，时时觉得头晕难受，排练完后还经常呕吐，后来甚至发展到了昏迷，被直接送进了医院。

经简短的治疗后，闫娅莎咬了咬牙，还是选择了继续参加舞蹈排练。也许是慢慢适应了排练强度，她的身体开始好转了。3个月后，她终于登上了演出舞台。虽然舞台很大，参演人员很多，观众完全看不到她，但她心里充满了自豪感，觉得"非常有意义"。

劲舞飞扬

在广场上带领大家一起跳舞，几乎与排练国庆晚会的舞蹈同步进行。那段时间，闫娅莎白天排练，晚上教小区邻居跳舞，还要负责一家7口人的饭菜，十分辛苦。

但是，因为民族舞动作太慢，很多老人提不起兴趣，她们还是习惯吃完晚饭后，窝在家里看电视。得知这种情况后，为了支持母亲，闫娅莎两位正值青春年少的双胞胎女儿参与了进来。她们在分析了大家的心理后，立即对舞蹈进行了大刀阔斧的改革——将慢节奏的民族舞全改为动感劲爆的舞蹈，并利用下班后的业余时间，到处搜集动感、好看且简单易学的舞蹈动作，先自个儿在家学会，然后到广场上教给广大"舞友"。

一听说老人跳劲舞，好奇的人都来观看了，越看越觉得有意思，越有意思就越想试，久而久之，很多围观的人对动作了如指掌，于是当音乐响起时，他们的身体就不由自主地动了起来。

短短数月，跳舞的人数就暴增到100多个，多的时候甚至高达200个，近至雍和宫、东四、东直门，远至皇城根乃至天通苑的人都闻名前来。

"舞"媚动人

人越来越多，问题开始逐渐呈现：音箱声音太小，后面的人根本听不到；众人学舞的时间不一样，动作杂乱无章；没有统一的服装，大肥裤、西裤、睡裤各式各样……

对于最后一个问题，闫娅莎觉得尤其重要，虽说老年人不追求时髦，但总应穿得整洁、看着舒适吧？于是，闫娅莎立即与大家商量统一服装的事。第二天，她便立即赶赴地安门，选购了一大批健身裤，29元一件，大家争相购买。

至于其他问题，闫娅莎两个双胞胎女儿包莹和包娜全都想好了对策。两人首先凑钱购买了一个700多元的大音箱，声音更大，音效更好；之后还手把手地教大家舞蹈动作。为了使教学更加规范，包莹甚至自掏腰包，专门报了一个舞蹈班，学成后，再不厌其烦地免费教给所有人。

几招下来，现场效果大大改观。当《月亮之上》《兔子舞》等音乐响起，扭臀、踢腿、甩头、转身……一个个动作已经变得非常规范，更难能可贵的是，100多位老人在做动作时，就像有一根无形的线在牵着她们一样，十分整齐。

后来还有很多外国友人，用各种各样的"长枪短炮"对着他们不断拍照，连连摇头惊叹："你们跳得实在是太好了！太美了！"

"舞"为之治

北京市糖尿病防治协会秘书张琪也是舞蹈队中的一员，她说每到华灯初上的时候，这里的音乐节奏便会加快，这主要是针对年轻人下班后所设计的，而此前已经热好身的阿姨们，此时也能跟上节奏。

张琪刚开始来的时候，只要跳 10 分钟就会大汗淋漓、气喘吁吁，很难跟上节奏，时间久了，到现在她已经能从头到尾跳上 70 分钟。让她感动的是，不管刮大风，还是下鹅毛大雪，这些老人们都会如期来这里跳。冬天下完大雪后，周围小区的很多人都自发地来铲雪（在这之前，大家很少相互往来）。铲完后，他们穿着羽绒服开始跳，跳了近 1 个小时后，大家身上就只穿羊绒衫了。

舞蹈队的元老文月英阿姨介绍说："现在大家觉得跳舞已经成了生活的一部分，哪天不跳，就会觉得特别扭，晚上睡觉都不踏实。不过 2010 年 4 月 21 日，玉树地震后的全国哀悼日，举国悲痛，我们自行禁舞一天。"

变化还体现在大家的生活方式中。张琪作为一名医生，以前经常劝诫大家少吃油腻的东西，但效果并不明显。不过后来她逐渐发现，跳舞队中很多以前爱吃红烧肉的人也不吃了，"因为吃了红烧肉后跳舞不舒服，还是吃蔬菜好。"

而让闫娅莎意外的是，在坚持跳舞的过程中，自己的血糖慢慢平稳了，不仅如此，队伍中另外几十位糖尿病患者，在坚持几个月后，血糖也比以前平稳多了。

对于跳舞带来的"蝴蝶效应"，张琪的一句话总结得更加实在："我们小区的房价都涨了，这里也有闫阿姨的功劳。"

晚上 20:10，随着最后一个欢快音符的停止，人们陆陆续续散去。闫娅莎告诉记者："不是他们想走，而是很多人都不住在这一块儿，都急着回家。"话没落音，一位患糖尿病 6 年的糖尿病患者走过来说："闫大姐，下次准备 90 分钟的音乐吧，这 70 分钟啊，跳得很不过瘾，还没出汗呢！"

专家有话说 中老年糖尿病患者的运动建议

现在空巢老人越来越多，这些老人患上糖尿病后，更容易出现焦虑、消极、孤独、恐惧等不良情绪。所以建议中老年糖尿病患者的运动方式以群体运动为佳，像闫娅莎带领老年人跳广场舞就是一个很不错的选择，既锻炼了身体，控制了血糖，又舒缓了心情，还在帮助其他老年人的过程中实现了自我价值。

老年人的运动强度更要因人而异，可选择饭后 1 小时左右散步，每分钟 90~100 步，每周运动 3~4 次，每次运动 30~40 分钟。如果在运动中感觉很吃力，可以调整运动时间和强度。

多龙

握着哑铃去跑步

小档案

多龙，患 1 型糖尿病 10 年。刚确诊时，不能走，也不能跑，体重指数高达 29，如今 10 年过去了，他不但停了药物，血糖控制得很好，而且感觉身体比患病前还要好。

患者故事

2008 年 5 月，距离奥运会开幕只剩两三个月的时间了，每个人都充满期待，而我却因为多饮、多尿、多食去医院做检查，最终被确诊为 2 型糖尿病。那时我体重 80 千克，身高 165 厘米，肚子很大，不能走，也不能跑。

其实，在这之前我就有症状了，比如牙齿脱落了 3 颗；有时候后背瘙痒，被当成皮肤病治疗了一段时间；有段时间尿频、尿急；天天头昏脑涨的……这些年我的体重从婚前的 55 千克暴涨到 80 千克。没事时，我常跟同事、朋友喝酒聊天，从来不运动，还经常熬夜。我想这应该就是发病的原因吧！

医生告诉我说，这种病现在医学还无法治愈，需终身吃药，如果控制不好得了并发症，后果很严重。

听了这些话我心里没底了。这一年我刚好 30 岁，正是而立之年，我却生病了，而且还需要终身用药，往后的日子可怎么过啊？

那是我最难熬的一段日子，由于当时的病情挺严重，容易耽误工作，而且自己也需要调养休息，于是我只好辞职在家休养，家里只能依靠妻子一个人摆摊勉强度日。

但日子还要过，每天我按时吃药，控制饮食，适当运动。有一天我老婆拿来本杂志对我说："老公，你看这篇文章写得多好。"我拿过来一看，是啊，多么励志的文章！文

2. 运动篇　迈开腿，为身体赋能

章名叫《鹰的重生》，说老鹰能活 70 岁，但是想活那么久，它必须在 40 岁时做出困难的选择。老鹰在 40 岁时爪子不再有力，抓不住猎物；嘴巴上的喙子变得长而弯，触及胸口的长度让它进食困难；浓厚的羽毛使翅膀很重，飞起来特别吃力。生理上的变化，使老鹰生存下去特别困难。这时候它有两个选择：一是等死，二是经历痛苦的蜕变活下去。老鹰选择了第二种。这是漫长而艰辛的过程。

老鹰首先用长长的喙子击打岩石，直到旧喙脱落为止。然后它会长出新的喙子。老鹰用新的喙子将脚上的旧爪子剥掉。待新爪子长出来后，它再把身上的羽毛全部拔掉。这是何等的勇气啊！经过两个月，新的羽毛全长出来，它就可以重新飞翔了。一个新的生命又诞生了。

看完这篇文章，我久久不能平静。鹰为了重生，可以经历如此残酷的磨炼，我应该也可以啊。

通过学习糖尿病知识，我知道我之所以有这些疾病，主要是因为我太胖了。肥胖是万病之源，所以我首先打算减重。

但是让一个平时完全不运动的人通过运动来减重，难度可想而知。不过想想鹰的重生，想想光明的未来，想想如果再不行动自己可能会是一个"药罐子"，想想妻子拿着那本杂志给我时的眼神，我还是坚定地迈出了第一步。

从第一步，到后来的每一步，我慢慢增加着距离和强度。在迈开腿的同时，我还要管住嘴，双管齐下。一开始我并不适应，经常饿得心发慌。每当这个时候，我就喝一杯牛奶，同时用坚强的意志控制着自己的行动。

一个多月后，我开始不觉得饿了。后来，我就慢慢增加运动量，从走路吃力到正常行走我用了 2 个月，从能走到快走我用了 1 个月。后来我又加大难度，手握两个哑铃去快走，从快走到负重 50 千克走我用了 3 年（每个月增加一点重量）。当我的体重降下来、我能负重走的时候，我也能跑了。我跑步的时候还可以一边唱歌锻炼自己的肺活量。用了大概不到 1 年的时间，我的体重恢复标准了，血糖控制住了，药也停掉了。

如今 10 年过去了，我每天早晨 5 点半起床跑步，10 公里有氧慢跑运动，一般用时 1 个多小时。中午必须午休，晚上做无氧运动，如卧推、举杠铃、俯卧撑等，运动 40 多分钟，22:00 前休息。多年来的经验告诉我，规律的作息时间对血糖控制也是非常关键的。

我很少在外面吃饭，因为外面的饭菜油、盐、味精用得多。我辞掉工作后，自己去浙江中医药大学学习中医推拿，现在开了一个推拿馆，所以时间上也比较自由，一天三顿都自己在家里做，蔬菜多一点，肉类少一点。其实只要营养够，不需要多吃。你看运动员的消耗很大，但其实他们吃的食物并不多，因为他们的营养到位。

学了中医后，我不再负重跑了，因为知道这样会使膝关节更容易受伤。学到的中医推拿对我控制糖尿病也有帮助。没事时，我按揉然谷穴、地机穴、漏谷穴、中脘穴、三阴交穴、阳陵泉穴、足三里穴、劳宫穴、涌泉穴，还有背后的肾俞穴、胰俞穴等。

地机穴

定位： 位于小腿内侧，在内踝尖与阴陵泉穴的连线上，阴陵泉下3寸。

保健按摩： 用两手手指指腹用力向下按压。

漏谷穴

定位： 位于小腿内侧，在内踝尖与阴陵泉穴的连线上，距内踝尖6寸，胫骨内侧缘后方。

保健按摩： 用两手手指指腹用力向下按压。

然谷穴

定位： 位于内踝前下方，足舟骨粗隆下方凹陷处。

保健按摩： 用手固定住脚，用拇指按压、揉，由上向下运动。

三阴交穴

定位： 位于小腿内侧，在足内踝尖上3寸，胫骨内侧缘后方。

保健按摩： 弯曲拇指，用手指指腹用力向下按压。

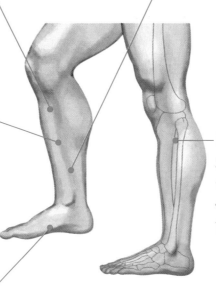

阳陵泉穴

定位： 位于小腿外侧，腓骨头前下方凹陷处。

保健按摩： 手指轻握膝盖前下方，用拇指指腹按压。

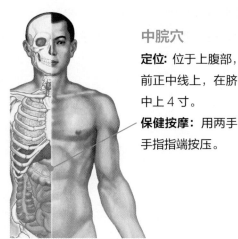

中脘穴

定位: 位于上腹部，前正中线上，在脐中上 4 寸。

保健按摩: 用两手手指指端按压。

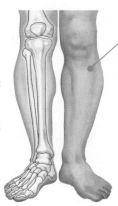

足三里穴

定位: 位于小腿外侧，在犊鼻穴下 3 寸，犊鼻穴与解溪穴的连线上。

保健按摩: 用两手手指指腹垂直用力按压。或将手掌打开，握住腿部，用拇指按压。

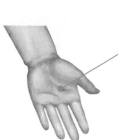

劳宫穴

定位: 位于手掌心，在第二、第三掌骨之间偏于第三掌骨，握拳屈指时中指尖处。

保健按摩: 拇指弯曲，用手指指端用力按压。

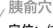

胰俞穴

定位: 位于背部，第八胸椎棘突下，旁开 1.5 寸。

保健按摩: 取卧位，用两手手指指腹按揉。

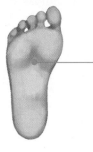

涌泉穴

定位: 在足底部，蜷足时足前部凹陷处，约当足底第二、第三趾趾缝纹头端与足跟连线的前 1/3 与后 2/3 交点上。

保健按摩: 用拇指指腹用力向下按压。

肾俞穴

定位: 位于腰部，在第二腰椎棘突下，旁开 1.5 寸。

保健按摩: 取卧位，用两手手指指腹按揉。

在患糖尿病之前，我一到夏天就中暑，体质弱，现在夏天跑几十里路都没事。我感觉我现在的体质比得病前还要好。目前空腹血糖一直保持在 5.5~5.7mmol/L，餐后 2 小时血糖保持在 8.0mmol/L 左右。

我想对糖尿病患者说几句话：

（1）肥胖是万病之源，减重有百利而无一害。但刚开始减重时，人会比较难受，这时候一定要坚持下去，坚持就是胜利。

（2）新糖尿病患者对病情不了解，容易产生恐惧心理，总觉得治不好了，要终身吃药了。但如果了解了这个病，就不会觉得害怕了，它是能被控制住的。所以学习科学的糖尿病知识很重要。

（3）我们阻止不了疾病的到来，但痊愈的主动权掌握在我们手里。

专家有话说 运动对糖尿病防治的好处

《中国糖尿病运动治疗指南》指出：一项针对使用降糖药物治疗的 2 型糖尿病患者的临床试验表明，运动治疗组患者每天晚饭后半小时规律性运动 1 小时（步行 6 公里），能降低空腹血糖、餐后血糖、糖化血红蛋白水平、血脂。

此外，运动对防治糖尿病患者由于糖代谢紊乱而导致的心肌病变、脑血管病变、肾脏病变、眼底病变等多种并发症有非常重要的意义。

美国糖尿病协会（ADA）统计数据显示，病程 3 年以上的糖尿病患者，出现并发症的概率为 46% 以上；5 年以上的糖尿病患者，出现并发症的概率为 61% 以上；10 年以上的糖尿病患者，出现并发症的概率高达 98%。

而各种形式的运动均能降低糖尿病患者的糖化血红蛋白水平和血脂水平，其效果与饮食、药物及胰岛素治疗的效果相当。

因此，建议每位糖尿病患者都养成良好的运动习惯，这是防治糖尿病并发症不可或缺的方法之一，也是性价比最高的方法。

艾丽娜

5年前医生说我一辈子都不能运动，如今我满世界跑马拉松

小档案

艾丽娜，患1型糖尿病5年。刚确诊糖尿病时，她最大的奢望就是像正常人一样行走。没想到5年后，她已经跑了无数次马拉松，身体越来越健康。

患者故事

"这一辈子，你都不能运动了。"这是5年前我醒来时医生对我说的第二句话。

很多人都想象不到这句话对我的打击有多大。这种打击甚至超过了医生在我醒来时说的第一句话："你患的是1型糖尿病，需要每天打4针，终身注射胰岛素。"

患过糖尿病的人都能领会到后面这句话的分量。

多年后，我参加各种糖尿病活动，都能听到糖尿病患者用两个词来形容自己初诊时的心情：晴天霹雳、天塌地陷。

没有经历过的人会认为这是两个普通的词语，而经历过的人就会知道，这是面临人生变故时的孤立无援和酸软无力。

但是这些我都没有，因为我当时晕倒在西班牙，医生轻描淡写地说："你没有什么大问题，只是血糖有点高，33.3mmol/L。"

事后，我想想都觉得好笑，33.3mmol/L。

在熟知糖尿病的人看来，这个血糖数据与高烧40℃一样恐怖，然而医生只是轻描淡写地说了一句"你没有什么大问题"。

但是，当他说"这一辈子，你都不能运动了"时，我真正体会到了什么是晴天霹雳，然后，感觉脑袋里轰然一声，情绪瞬间崩溃，等想到那句话的真正含义时，我已经泪流满面了。

我叫艾丽娜，出生于内蒙古，2012年前往西班牙留学。

医生不知道，我是一名运动健将，从小就热爱运动，在学校里一直都是校运动会跑步前几名的选手。

在此之前，我觉得是人总会得病，既来之则安之。但无论如何，我也不会想到医生会说我这一辈子都不能运动了。

2013年5月1日，我和朋友前往西班牙古城托莱多旅游。在原路返回时，我身体持续抽筋。起初我没太在意，因为那段时间里，抽筋每天都在我生活中上演。

当时，我正在一个教堂前拍照，自己还傻呵呵地笑着，完全不知道暴风雨即将来临，也不知道，在不久之后我会晕倒，而且会一直昏迷半个月才醒来。还是身旁的外国友人看到我十分不正常，紧急叫救护车把我送到了医院。

真没想到人生如此无常。一个小时之前，我还在教堂前拍照，一个小时之后，我就躺在病床上重度昏迷等待抢救。

半个月后，我醒来了。

俗话说，大难不死，必有后福。没想到，我大难不死后，迎接我的是一场更大的灾难。厄运突然给我致命一击，我刚刚奋力爬起，它又补了一刀："这一辈子都不能运动"。

这一刀很轻，但足以摧毁我整个人的意志。父亲从遥远的中国飞到西班牙，把我接出了医院。出院后我无法行走，只能依靠轮椅。不久，父亲便带我回国了。两年内，我去过国内各地的三甲医院就诊。各个医院的诊断结果不尽相同，我的治疗方案也跟着变化。

由于不能运动，我的肌肉开始萎缩，我瘦到只剩皮包骨。身高1.65米的我，当时体重只有40多千克。

这是我人生最绝望、焦虑、抑郁的时期。患病之初，我关于跑步的梦想已经破灭了。如果说出院时我心中还有那么一丁点残留的侥幸，那么，两年来全国各地求医的经历，已经剥夺了我最后的希望。

此时的我，再也不敢奢望运动了，只渴求像正常人一样生活。我以为，今生最大的渴望只是正常行走。

直到某天，一个不知道我生病的朋友来看我。她像看怪物一样地看着我说："你不是很喜欢跑步吗？以前运动成绩那么好，为啥现在这么堕落？看上去无精打采的……"

她后面说的话我都听不见了，只听到了一个词——堕落，这个之前无论如何都跟我无关的词，像一道闪电劈在我黑暗的人生幕布上。

我有点恼火，但最终只是笑笑说："没空啊，忙。"

但转过身后，我听到心怦怦直跳的声音。是不甘心吗？是内心的死灰要复燃吗？我曾经体育成绩那么好，而今怎么就像个废物？

没错，我那时觉得自己就是个废物。

如今连朋友都觉得我在堕落，我是不是应该重新调整自己？是不是可以尝试找回自己曾经喜欢的东西？

厄运一直向我宣战，给我迎头一棒，还补上一刀，逼我跪地求饶，但我决不屈服求饶。

我要复仇——向厄运复仇！

我要挑战生命中的不可能——马拉松

任贤齐有一句歌词：相爱总是简单，相处太难。理想也一样，冲动很容易，但坚持行动却很难。毕竟有两年没有运动了，我身上的肌肉萎缩得厉害。

虽然之前医生说我可以通过快走去降血糖，但一快走我就觉得很累。我下定决心，重新调整自己心态。

为争取更多时间锻炼，我每天凌晨4点起来进行拉伸锻炼，这个小习惯我持续了将近3个月。然后我尝试着跑了1公里，结果膝盖、双脚疼痛了1个月。

这加深了我的恐惧：难道这辈子真的不能运动了？我并不是没有努力过，奈何厄运对我不依不饶，身体已经决定了我不能继续跑下去。如果朋友再说我堕落，我可以理直气壮地告诉她：我没有堕落，我努力了，但厄运一直拖着我"下沉"。

正当黑暗的幕布又要遮盖我希望中最后一点光亮时，我遇到了一个朋友。那年他60岁。

一次偶然的机会，我们一起吃晚餐。那晚他做了一件让我十分惊叹的事——一顿吃了100只小龙虾。

然而比这更让我惊叹的是他接下来的行为，这个行为像探照灯一般，瞬间照亮了我前进的道路，决定了我接下来几年的人生轨迹，也让我彻底从"堕落"的边缘奔向了自己新的人生。

他觉得自己吃多了，然后"理所当然"地绕着黄浦江跑了100公里。

60岁，100公里！

这2个以前闻所未闻的数字把我吓到了。我才20岁啊，怎么就像废物一样？

我一边想着，一边感觉到了心再次怦怦直跳。我不能只是跑1公里，也不是要跑2公里，我不是要跑步，而要去参加马拉松，我要重新挑战生命中的不可能。

内心的呼喊让我迫不及待。不久，我就开始尝试跑2公里，结果膝盖、双脚又痛了1个月。但这次，我没有害怕和放弃。我不急于求成，学着总结教训与经验，调节呼吸，练习匀速跑。备受煎熬的同时，我继续坚持。

就这样，一直坚持了半年。2016年8月，我参加了家乡鄂尔多斯市的马拉松比赛。我至今依然记得我人生中第一次马拉松。我提前来到赛场，那天鄂尔多斯的日出特别温暖。

跑到终点那一刻，我哭了，不是因为委屈，而是因为我做到了，挑战了生命中的不可能而且成功了。这半年时间里有各种艰难、煎熬，但我坚持下来了。

我把自己感动到了，我很感谢自己的不放弃、坚持和努力。

我看过一部电影，其中一句台词很吸引我：跟死神连亲密接触的机会都没有过，那才叫白活了。你得相信，上帝给你安排的每一次不幸都是有价值的，它们在提醒我们人生只有一次，所以得好好珍惜。

所以，如果你足够珍惜自己的健康，想让自己变得更好，只要你得的不是特别严重的疾病，就可以锻炼。你不一定要去健身房，可以随时随地进行锻炼。两年内，我参加了全国各地很多场马拉松比赛。

每一场马拉松，我都全力以赴，尽情享受它带给我的快乐。而且这些年来，我发现自己的身体越来越好，血糖几乎全都在正常范围内，糖化血红蛋白都在6%以内。

专家有话说 **糖尿病患者跑马拉松的注意事项**（内容来源：北京医师跑团《你真的会跑步吗》）

一般不建议糖尿病患者参加剧烈运动，如果要跑马拉松，可参考以下建议进行科学有效的准备。

1. 赛前健康检查

在参加马拉松比赛之前，要咨询内分泌科医生，自己的身体状况是否适合进行高强度的剧烈运动。全面的体检必不可少，检测心电图、血压、血糖及糖化血红蛋白水平，来评估其血糖控制水平及全身状况。

2. 跑步装备

参加比赛的衣物尽量轻便舒适。与健康者相比，合适的跑鞋对于参加比赛的糖尿病患者更为重要。跑鞋一定要舒适，有好的减震效果的鞋底，能够与足部较好地贴合。随身携带血糖监测仪、葡萄糖片、紧急联系人方式。

3. 训练日志

在赛前训练时应详细记录每次训练的情况。记录内容包括每次跑步距离及时长，训练前后的血糖水平，是否补充胰岛素及其补充时间、剂量及类型，训练前后2~4小时内是否补充食物及补充时间、数量及类型，是否有突发状况发生及发生时间、表现症状及采取措施等。

4. 血糖控制与监测

糖尿病患者只有在血糖控制良好的前提下才可以进行各种运动，训练前 15~30 分钟测一下血糖，一般来说在跑步前，血糖水平应该在 6~10mmol/L。如果血糖水平低于 6mmol/L，就应立即补充热量或饮用功能饮料；当血糖水平大于 14mmol/L 时，可能会出现尿酮，这时候应该停止运动并及时采取措施降低血糖。

进行数小时的长距离拉练时，最好每隔 1 小时测一次血糖。而在结束训练 15~30 分钟后应再次测血糖，用于评估训练中热量补充的效果，为以后的训练及比赛时的热量摄入提供参考。值得注意的是，在每次训练的当日入睡前应再次测血糖，以避免发生低血糖。

5. 饮食控制

在长距离的马拉松比赛中，合理的饮食控制能够使糖尿病患者的血糖水平尽可能保持稳定，避免发生血糖波动。

赛前 3~4 天：马拉松比赛前一周内，应减少训练强度，调整自己的状态。尽量食用血糖生成指数低（缓慢引起血糖升高）的食物（如饼干、牛奶、面条、藕粉及苹果、梨、桃子、香蕉等水果）补充热量，避免血糖水平的剧烈变化。

赛前：食用容易消化的食物，根据服用降糖药或胰岛素的不同，一般在赛前 1.5~2 小时进食。赛前 1 小时应避免饮用高糖饮料，以防胃肠不适。

赛中：饮用功能饮料可有效补充糖分及防止脱水，根据计划在比赛中定时补充水分而非出现饥渴感以后再进行补充，具体饮用量因人而异。这就要求每位糖尿病患者在赛前的训练中反复调整饮用量和饮用时间，摸索出适合自己的赛中补充方案。

赛后：除了赛后即刻食用血糖生成指数高的食物，其他时候不建议糖尿病患者食用血糖生成指数高的食物。

建议赛后当天饮食选择血糖生成指数低的食物（除即刻食用食物外）来保证糖原的储存及血糖水平的稳定，应该认识到即使减少了胰岛素的使用及额外补充了食物，晚上仍有发生低血糖的风险，入睡前应测一下血糖。

馒头开水

想降糖，先增肌

小档案

馒头开水，患 1 型糖尿病 5 年，通过运动减重并增肌，最终使血糖更好地达标了。

患者故事

我现在空腹血糖稳定在 5~5.8mmol/L，餐后血糖稳定在 6~7mmol/L。这个结果来之不易：连续一个月零碳水化合物、断食 8 天只喝水……

在 2012 年的一次单位体检中，我被查出空腹血糖 6.8mmol/L，一周后再次检查，数值仍不变。那时因为年少无知，没有重视，也没有采取任何控制措施。

之后的两三年我一直没有再去体检。直到 2015 年做婚检的时候，我被查出空腹血糖达到 7.1mmol/L，这时我才开始意识到问题的严重性，随即买了血糖仪，并且开始在网络上寻找控制血糖的方法。

前前后后两年多的时间，我控制过饮食，也用过轻断食法，均无明显效果，空腹血糖一直在 6.5~7.1mmol/L，餐后血糖在 10~13mmol/L。期间我拿自己做了各种实验，甚至尝试过连续 30 天的生酮饮食，虽然餐后血糖不再升高了，一直保持在 6.5~7mmol/L，但空腹血糖没有任何改善。

说实话，连续一个月零碳水化合物摄入，我都不知道自己血液里的葡萄糖到底是哪来的，血糖能一直保持在 6mmol/L 以上（摄入的蛋白质和脂肪最终也会转化为葡萄糖）。

我做过的最夸张的一次实验是完全断食 8 天，只喝水。前两天血糖都稳定在 6.5mmol/L 左右，到了第 3 天早晨血糖居然飙升到了 7.8mmol/L，从第 4 天开始血糖就一直稳定在 5.5mmol/L 左右。这是我这么多年来第一次看到血糖仪上的数字低于 6。然而这并不是长久之计啊，我再这样下去，要么成仙，要么成"鬼"了。

想降糖，先增肌

时间来到了 2017 年 3 月。由于过年前后的过量吃喝，我的体重飙升到 90 千克（身高 180 厘米），腰围接近 1 米，于是我决定开始减重。

"肌肉是血糖的蓄水池""要减重先解决胰岛素抵抗问题"，这两句话是我在网上学习到的。此前在我了解的任何控制血糖的建议里面都只有"少吃 + 多动"这两个笼统的概念，并没有强调增肌给降血糖带来的巨大作用。

抱着将信将疑的态度，我开始了力量训练。第一次的高强度力量训练就给了我巨大的惊喜。训练后，我吃了一次大餐，包括 300 克米饭和大约 500 克肉，之后我的血糖测量值是：餐后 1 小时 7.8mmol/L，2 小时 6.5mmol/L，4 小时 5.3mmol/L，次日空腹 5.5mmol/L。

第二天没有训练，晚餐吃了 200 克米饭，餐后 2 小时的血糖只有 7 mmol/L。这个巨大的惊喜给了我持续训练的动力。

每周 3 次高强度力量训练，不做有氧运动，至今我已坚持 3 个月。我的体重从 90 千克降至 78 千克，体脂率从 25% 降至 18%。当然，最大的成就就是血糖已恢复至正常水平。

前几天我还自虐性地做过一个实验：在一次训练结束后，我参加了朋友聚餐，吃了一碗米饭、一碗炒面、大量的肉、两块巧克力蛋糕（大约有 200 克），喝了两瓶可乐，还吃了 3 支巧克力雪糕。吃完回家刚好是餐后 2 小时，我测的血糖居然只有 4.6mmol/L，当时我还不敢相信，又测了一次，显示数值一致我才放心，次日测的空腹血糖为 5.5mmol/L。

总结经验就是：想降糖，先增肌！

专家有话说 肌肉锻炼能增加胰岛素敏感性

作者提到的"想降糖，先增肌"很有道理。无论 1 型糖尿病患者，还是 2 型糖尿病患者，减轻体重、增加肌肉都是非常明智的选择。

有一项研究表明：骨骼肌指数每增加 10%，人体出现胰岛素抵抗的风险就降低 11%，糖尿病前期风险就会降低 12%。胰岛素想要发挥作用离不开肌肉组织这个'主战场'。

对肥胖者而言，减轻体重有助于平稳血糖。有些人在坚持运动一段时间后，在体重秤上看不到收获，便开始打退堂鼓。其实，你的努力并没有白费。因为体内的脂肪正在转化为肌肉，这有助于增强胰岛素的敏感性。也就是说，即便体重没变，肌肉组织的增加同样能平稳血糖。

运动能促进肌肉摄取和利用葡萄糖，增强胰岛素的敏感性，运动后肌肉仍然继续摄取葡萄糖，胰岛素的作用仍然会显著和持续性增强。

黑铁
我通过每天在工地上规律运动来"控糖"

小档案

黑铁，因不良的生活方式和家族遗传，2012年患上了糖尿病。住院治疗期间他又听信歪理采取了不正规治疗方法，导致他在2015年出现了视网膜病变。后来他遇到一个贵人。这个贵人帮他树立起了抗病的信心，并教会了他如何学习科学的糖尿病知识。他平时非常乐意帮助有需要的糖友。"帮助别人让我找到了价值，让我很有成就感。"他爽朗地笑道。

患者故事

2012年4月份在维修机械时，我左手意外受伤，入院治疗后我的伤口一直不愈合，这时我才发现自己得了糖尿病。当时我难以接受，沮丧、难过、大哭，所有行为都难以纾解我心里的委屈，我歇斯底里地哭，因为这对我而言，打击实在太大了。

可是仔细想想，我从2010年开始就已经有"三多一少"的症状了，只是当时自己根本不懂这些，也没有做过正规体检。2011年我有了宝宝。所以被确诊时我的顾虑特别多，总是担心糖尿病会遗传给孩子。

不过现实还是要面对的，静下心来我常想为什么我会得这病，为什么这么不幸的事情会发生在自己身上……

我十几岁就开始在外打工，养成了很多不良的生活习惯，抽烟、酗酒、熬夜、吃甜食、作息不规律……长此以往，再好的身体也会被搞垮，何况我本身还有糖尿病家族史，父母都是糖尿病患者，我自然也是高发人群。

2012年5月出院时，医生叮嘱我以后坚持胰岛素治疗，好好控制血糖，并且给我讲了一些"控糖"知识。我用了几个月的胰岛素后，在母亲错误的指导下开始使用口服药物控制血糖，结果血糖变得更加不稳定。

就这样一直到了2015年5月，我接触到了一位专业的"控糖"达人——王会娟姐姐。在接触到我并了解了我的血糖情况后，她耐心细致地讲解了并发症的可怕性和"控糖"的重要性，从而改变了我的命运（这话一点都不夸张，当时我视力下降得厉害，后来才知道是眼底视网膜病变）。

从此，我开始通过正规治疗进行"控糖"。从基本的胰岛素种类、血糖标准值，到生活中的碳水化合物、脂肪、蛋白质成分，我努力去学习一切知识，后来又进了糖友群，与大家一起交流学习，走进了糖友大家庭。

现在我不仅可以很好地控制自己的血糖，还能帮助一些对血糖有疑惑的糖友。我帮助了一个河北的患有 2 型糖尿病的阿姨，当时好多热心糖友都没有改变她的观念，而我却成功了，这让我很有成就感，也增强了我努力学习知识去帮助其他糖友的信心。

我的经验就是，早发现、早治疗、早控制、多学习相关知识。现代科技发达，不像以前那些糖友缺医少药，所以我们更要控制好血糖，保护健康身体。在这里我推荐两本书：《甜蜜一生由自己》《胰岛素泵治疗糖尿病》。

我个人比较喜欢运动健身，没得糖尿病之前我就很喜欢运动，患糖尿病后我也没有放弃这个爱好，加上现在我是工地上的机械工，劳作中也有些体力活，所以能和正常人一样工作、一样生活。运动也使我的血糖控制得越来越好。大家应该都知道，运动是我们"控糖"的"五驾马车"之一。养成良好的运动习惯，每天进行有规律的运动，对糖尿病患者的益处非常多，例如可以增强胰岛素敏感性，有助于血糖控制，能减轻体重，有利于炎症控制、疾病预防和心理健康等。

有资料表明，坚持规律运动 12~14 年的糖尿病患者，其死亡率会显著降低。但是运动时也必须注意适度，并且要和饮食的量、注射胰岛素的量配合恰当，这样才能避免运动带来的一些负面影响。好多"裸奔"的糖友也都是靠合理的运动和科学的饮食来控制血糖的！

运动方法多种多样，每个人喜欢的运动项目也不尽相同。这里讲一下我自己对运动的理解。

首先，要制订合理的运动方案，根据自身条件来选择运动时间：开始可以做力度小的有氧运动，然后循序渐进地增加运动时间，可以由 10 分钟逐渐增加到 30 分钟。

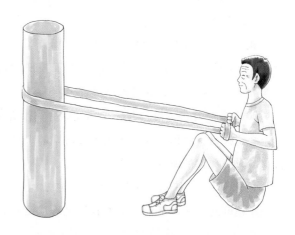

运动频率也要由低到高。每周至少3次，每次20~40分钟最好，同时根据血糖高低有选择性地运动，比如当血糖高于13.6mmol/L时就不要运动了，否则容易出现酮症；如果运动前血糖低于5.6mmol/L，就要及时补充食物，以防止发生低血糖。

其次，运动后的恢复也很重要，运动容易造成疲劳和肌肉酸痛感，所以运动后应该适当休息和调整。需要特别注意的是，伴有并发症的患者应选择合理的、不伤害身体的运动，这点很重要！

最后，将有氧运动和无氧运动结合起来。

虽然每天都在工作，但是我一日三餐的时间基本固定，晚上会在睡前做一些运动，比如卷腹运动、俯卧撑，用自制的哑铃（就是两个洗衣液桶装满沙子）练习举重，练练臂力器、腹肌轮（网上购买的简易器械），条件允许时也会在健身房里锻炼。

离家在外奔波，条件虽说艰苦点，但我没有放弃过心中的热爱和理想。工地上吃住不怎么方便，也挺枯燥无味的，但我想生活就是这样的，每个人所处的环境不一样，不应盲目追求高质量生活，也不应抱怨生活给予的不公。我想靠自己的努力改善自己的生活。

对于漂泊在外打工的我来说，胰岛素的携带、购买、存放和饮食的多变是最令我头疼的事情。就拿购买胰岛素来讲吧，到了一个新的工地、新的环境，我要做的第一件事就是去打听附近的大医院，以便后期去采购。有时也会买不到常用的胰岛素，需更改用药方案和饮食习惯，每次调整都会造成较大的血糖波动，得适应几天才能摸索出规律。"控糖"之路显得格外艰辛。

买回胰岛素后我还要找冰箱存放。有一次我拿着胰岛素去小商店里和老板沟通存放事宜，结果对方担心有毒、有害没让存放。之后一段时间我只能用一支买一次，虽然麻烦但是不耽误工作我也算知足了。在多次更改方案的过程中，我发现用"三短一长"的4针方案效果很好，于是坚持至今。在外地买不到胰岛素的时候，我就求助周边的糖友，得到过很多糖友的热情帮助，这让我很感动。目前工作地点终于稳定了，我自己买了一台小冰箱专门存放胰岛素。

走出糖尿病带来的阴影后，我学会了珍惜和感恩，懂得了在工作、生活中寻找乐趣，用行动和微笑感染身边每个人。这要感谢糖尿病，更要感谢全国各地的糖友。

糖尿病伴我成长，改变了我整个人生。只有学会不去抱怨，学会善待他人、善待生活，才会收获幸福快乐。

感谢糖尿病，让我越努力、越幸运！

2. 运动篇

迈开腿，为身体赋能

专家有话说 糖尿病患者的运动方式

从目前关于运动与糖尿病的研究成果来看，有氧运动和抗阻训练是糖尿病患者良好的运动选择，建议 2 型糖尿病患者将有氧运动与抗阻训练相结合。

有氧运动和抗阻训练的结合对 2 型糖尿病患者，尤其是血糖控制不良者的血糖控制更有益。联合进行抗阻训练和有氧运动可改善患者的症状。虽然有氧运动有改善代谢的作用，但在糖耐量和血糖长期控制方面的作用并不显著。相对于常规的有氧运动，完善的抗阻训练方案可动员更多的肌群参与运动。

糖尿病患者的有氧运动项目以中低强度的有节奏的运动为好，可选择散步、慢跑、骑自行车、游泳，以及全身肌肉都参与的中等强度的有氧体操（如医疗体操、健身操）等，还可适当选择娱乐性球类项目，如乒乓球、保龄球、羽毛球等。

肥胖型糖尿病患者的运动疗法可以选择上述各类活动。但运动强度宜偏低，运动时间宜适当延长。患者可根据自身的特点和爱好进行选择。

每次运动前要做 5~10 分钟的准备活动，运动后做至少 5 分钟的放松活动。运动中有效心率的保持时间必须达到 10~30 分钟。运动时间和运动强度决定着运动量的大小，所以当运动强度较大时，运动时间应相应缩短；强度较小时，运动时间则应适当延长。对于年龄小、病情轻、体力好的患者，可进行前一种强度较大、时间较短的运动，而年老者和肥胖者宜采用运动强度较小、时间较长的运动。

运动应该持之以恒。有研究发现，如果运动间歇超过 3 天，已经获得的胰岛素敏感性就会降低，运动效果及积累作用就会受影响。运动频率一般以 1 周 3~7 天为宜，具体视运动量的大小而定。如果每次的运动量较大，可间隔 1~2 天，但不要超过 3 天；如果每次运动量较小且患者身体允许，则每天坚持运动 1 次最为理想。

以下为不同运动的热量消耗表，糖尿病患者可以根据自己的爱好和每天需要代谢的热量，选择适合自己的运动方式。

不同运动的热量消耗

运动项目	代谢当量	千卡 /(60 千克体重 · 小时)
安静（不活动）	1	54
步行	2.8~4.5	168~270
划船	4.4~5.2	264~312
家务活动	1.4~3.6	84~216
自行车（<16 公里 / 小时）	4.0	240
自行车（16~19 公里 / 小时）	5.9	354
羽毛球	4.5~6.9	270~414
游泳（10~20 米 / 分钟）	3~4.25	180~255
游泳（20~50 米 / 分钟）	4.25~10.2	255~612
跳绳（慢速）	7.8	468
跳绳（中速）	10.0	600
跳绳（快速）	11.9	714
手球	7.8	468
长距离行走	3~7	180~420
跑步（跑走结合）	5.9	354
跑步（慢跑）	6.9~7.8	414~468
跑步（200 米 / 分钟）	12.4	744
原地跑（140 步 / 分钟）	21.47	1288.2
有氧舞蹈	5~6.9	300~414
太极拳	4.66~5.15	279.6~309
滑旱冰	6.9	414
滑雪（滑雪器、一般）	9.5	570

注：1MET=1 千卡 /(千克体重 · 小时)，该表中第 3 列按 60 千克体重计算。

代谢当量以静坐时的热量消耗为基础，表达各种运动时相对热量代谢水平的常用指标。

严启

打羽毛球帮我降低了所需的胰岛素剂量

小档案

严启，36岁，患1型糖尿病13年。他在一次打羽毛球运动时偶然发现血糖降得挺快，于是尝试降低胰岛素剂量，用运动来控制血糖。经过一段时间的实践，他摸索出了血糖、饮食、胰岛素和运动之间的关系。

患者故事

我是严启，出生于湖南省湘潭市，现在在长沙工作，并已结婚生子，一家4口都在长沙生活。

我在2005年2月被确诊为1型糖尿病。当时我还只有23岁，刚刚参加工作不久，可以说正是踌躇满志、意气风发的时候。突然得了这个病，于我而言，无异于晴天霹雳、祸从天降。

在刚得病的那段时期，我和家人，都很难接受这个事实。我不断地问自己：为什么会这样？当然，这个问题没人能回答上来。那段时间，我的心情跌到了谷底，饭也不想吃，觉也睡不好，还害怕被邻居看见，害怕他们问我怎么在家里，怎么没去上班。因为得病的事情我不想让任何一个外人知道。

后来，时间冲淡了一切，我心里想：与其消沉郁闷，不如积极应对！我开始了针对性的学习，买了糖尿病相关的书，渐渐地了解了糖尿病，认识到了糖尿病本身不可怕，可怕的是血糖控制不好而导致的并发症，也学习了如何驾驭"五驾马车"——饮食控制、运动锻炼、药物治疗、血糖监测和糖尿病知识学习，接受了终生需要注射胰岛素进行治疗的事实。

慢慢地，我发现监测到的血糖越来越稳定，自己的身体状况也一天天好转。大约在家休养了半年，我又回到了公司上班，只是换了个岗位。

得病之后的我，更加懂得珍惜自己的身体，戒烟、戒酒、严格控制饮食，什么该吃，什么不该吃，把关严格，规律地生活起居。工作上我也比别人更加努力，慢慢地，幸运的天平开始向我倾斜，我在公司的职位稳步上升，也找到了女朋友。

在我们交往的过程中，我有两个疑虑：一是她是否能接受我得病这个事实；二是她的家人能否接受。

我问她："我有病，你愿意跟我过一辈子吗？"她回答说："我只认你这个人！"后来，我们一起走在了抗糖的道路上，并且结婚生子。现在，我有两个孩子，从目前的情况来看，都很健康，没有遗传的迹象。

从 2015 年开始，由于工作、生活等各方面压力的增加，我的饮食开始不太规律了，运动也被彻底放弃了，血糖监测更是时有时无，监测结果好的时候便自我满足，不好的时候又很懊恼。

直到 2017 年 8 月，我参加湘雅附二医院和三诺生物共同举办的康乐营活动时，结识了一帮糖友，也结识了文解老师。后来，我们糖友有了自己的小团队，经常一起交流经验，讨论"控糖"方案。在讨论的过程中，我们都认识到了运动"控糖"的重要性，也认识到了运动"控糖"必须持续地、规律地进行。后来就有了我们"棒棒糖羽毛球队"的成立。

有了团队之后，我们渐渐形成了向心力，如果没有特别重要的事情，我们基本都会按时参加球队的活动，这样一来，就很好地解决了一个人运动时的枯燥、懒散、不容易坚持等问题。并且，对我们糖尿病患者来说，团队运动相互之间有一个照应，如果遇到低血糖情况，人多，处理起来会更加方便一些。

刚开始打球的时候，我晚餐的安排和胰岛素剂量跟平时一样。但刚打十几分钟，我就开始心慌，一测血糖，果然是发生低血糖了。于是我马上采取补糖、休息等措施，30分钟以后再测，血糖升上来了，我才又继续打球。

通过多次摸索，我找到了一个规律，就是打球前的胰岛素剂量得下调 2 个单位，而且食物中碳水化合物的量一定得保证，不然就容易在运动过程中发生低血糖。

组成球队后，我们经常在一起讨论"控糖"方案，今天的血糖水平怎么样呀，哪会儿高了，哪会儿低了，吃了些什么食物，做了些什么运动……时间久了，我们所有人的"控糖"能力都得到了提升。

摸清规律之后，打起球来就更加带劲了，我可以尽情挥洒汗水，享受运动带来的酣畅淋漓。到目前为止，我已经坚持 5 个月了，并且，还要一直坚持下去。每次打完球，我浑身都很轻松，而且夜间的血糖也非常平稳，空腹的血糖也比较理想。如果我睡前测到的血糖在 8mmol/L 以下，我会停掉基础胰岛素。

我会把每次餐前的食物，以及打球到睡前这一段时间的随机血糖都记录下来，方便总结和分析。这里摘取 2018 年 3 月 13 日的记录给大家分享下。

18:30 测餐前血糖	8.5mmol/L；5U 速效胰岛素（右上臂）；进食 240 克左右米饭、60 克蔬菜（苦瓜炒鸡蛋）、35 克蒸鸡块，进餐时间 20 分钟，餐后休息 30 分钟
19:20 测血糖	8.5mmol/L；开始打球
20:05 测血糖	4.7mmol/L；停止运动，休息 30 分钟，未补糖
20:35 测血糖	9.7mmol/L；继续打球
21:05 测血糖	8.5mmol/L
21:20 测血糖	6.9mmol/L；停止运动
22:00 测血糖	13.3mmol/L；测完洗澡
22:30 测血糖	13.6mmol/L

分析：今天餐前血糖偏高，进餐时特意先吃菜，并且增加了肉、蛋等蛋白质含量较多的食物（这次蛋白质吃得有点多，导致睡前血糖有点高，以后要控制蛋白质摄入量）。米饭放在后面吃（进餐顺序会影响血糖水平，吃饭时应该先吃蔬菜，再吃米饭，控制肉食摄入量）。餐毕到运动前血糖都比较平稳（餐后休息时间应为 30~60 分钟）。运动开始后血糖迅速下降，停止运动后血糖又迅速上升，结束运动后血糖继续上升并且未明显下降，这一点与以往不同。

在运动"控糖"方面，我个人总结了以下几点：

（1）减少胰岛素剂量，保证食物中碳水化合物的总量（餐后运动）。

（2）备易升高血糖的食物，防止低血糖发生。

（3）进行中等强度的运动，以达到运动"控糖"的效果。

（4）注意监测血糖，寻找运动时血糖的波动规律。

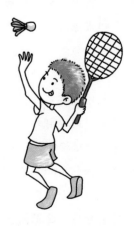

　　我们通常说运动可以降血糖，但有时候运动也可能会升高血糖，比如高强度的运动。

　　这是因为非常剧烈的运动会刺激肝脏释放葡萄糖到血液中，从而导致血糖升高。运动强度达到或超过人体最大运动能力的 80% 时才会发生这种情况。

　　运动量由运动时间和运动强度共同决定。糖尿病患者为达到降血糖的目的，应掌握如下两个原则。

　　运动时间：达到目标心率后，持续 20~30 分钟。如果一达到目标心率就停止运动，运动效果会大打折扣。

　　运动强度：建议糖尿病患者做中等强度的运动：运动过程中能说话，但不能唱歌，身体要出汗。

　　糖尿病患者判断自己的运动量是否合适最简单的方法就是测血糖。运动后休息 5 分钟测血糖，看运动前和运动后的血糖变化情况，然后据此逐渐摸索适合自己的运动量。

　　最后，为大家总结几个运动后血糖不降的可能因素，见下表。

运动后血糖不降的可能因素

喝咖啡	喝咖啡可导致血糖升高，即便是零热量的黑咖啡也不例外。同样，红茶、绿茶和热量饮料都可能会影响糖尿病患者的血糖
吃无糖食品	许多带有"无糖"标签的食品也会使血糖升高，因为这些食品含有大量碳水化合物
吃高脂肪食物	高脂肪食物可使血糖居高不下，如比萨、炸薯条等食物
用干果代替水果	干果虽小，但所含碳水化合物不少。2 匙葡萄干所含的碳水化合物相当于一小片水果所含的量，3 颗枣子能提供 15 克碳水化合物
服用类固醇或利尿剂	糖皮质激素可能会导致血糖上升，对有些人来说甚至可能引发糖尿病。使用治疗高血压的利尿剂也可升高血糖

李月英

书法帮我控制住了血糖

小档案

李月英,天津人,68岁,患糖尿病23年。在驾驭好"五驾马车"的同时,她坚持练习书法,并借此有效控制住了血糖,使病情稳定、生活美满。

患者故事

俗话说:久病成医。多年来,为了治病、控制病情发展,我积累了一些抗糖经验,正是大家所熟知的"五驾马车":饮食控制、运动锻炼、药物治疗、血糖监测和糖尿病知识学习。正是管理好了这五个方面,我目前一切都还比较好,没有并发症。

不过,除此之外,我还有一个秘诀,即保持乐观平和的心态。

我热爱书法,只因工作忙才搁置多年。而退休后的失落和疾病缠身的苦恼,又让我心情很不好,血糖也随之大幅波动,老伴很是着急。

有一次,我拿着化验单,坐在沙发上暗自落泪。此时,老伴正在小屋练书法——他酷爱书法,每天坚持练,寒来暑往,雷打不动。看到我这样,他便走了过来,劝我不要想那些了,不如和他一起练练字,转移一下注意力。看着他关切的眼神,我心里踏实了些。想想自己也有基础,为什么不拾起来呢?

从那之后,我就开始练习书法。我制订作息时间,每天练习书法两小时,让自己的生活充实起来,将注意力转移到研习书法上。

练习书法要求气定神闲,笔随心动。练习时,我排除杂念,让自己的心静下来,头脑中想的全是笔画结构。每天这样练习两个小时,身体得到了锻炼,注意力转移了,我的精神也就放松了下来。更好的是,在墨香中,在笔势中,在古人淡泊明志的字里行间,我体会到了人应有的生活态度。

近几年来，我和老伴参加了天津市老年人大学书法班的学习，希望书法水平更上一层楼。我的思路开阔了，心情开朗了，生活更加丰富多彩了。我用篆书和隶书写的"颐寿"二字，两次刊登在《中老年时报》上。而让我惊喜是我的各项指标也始终保持稳定。就这样，我和老伴相扶相伴走过了这些年。病虽在，但精神面貌完全改变了，人也变得积极开朗起来。俗话说："不如意事常八九。"若只看这"八九"便是无尽苦恼，若是看到一个"常"字，就有一片阳光在心头。虽然"近黄昏"，夕阳却更好！

疾病固然可怕，但我相信，只要有一颗乐观向上、热爱生活的心，一切都将变得更加美好。我希望大家都能找到自己生活的乐趣，都能拥有健康幸福的生活！

专家有话说 书法是一种好的静态运动方式

糖尿病是一种伴随患者一辈子的慢性疾病。患者常会伴有多种心理障碍，其中以自信心降低、恐惧、焦虑和抑郁较为明显，这更加不利于血糖的控制。因此，在治疗糖尿病的同时，必须重视糖尿病患者的心理状态，采取相应的干预措施，才能更有效地控制糖尿病。据报道，2型糖尿病患者中抑郁的发生率明显比普通人群的高。

书法是一项能同时锻炼身心的运动。作者通过练习书法，放松了心情，同时站立练习，实际上也锻炼了身体，一举两得。结合饮食控制、药物治疗、学习糖尿病知识、血糖监测，糖尿病患者的健康状况就会越来越好。

万全（高位截瘫）
通过针灸按摩，我停掉了药物

小档案

万全，2型糖尿病患者，一次车祸导致他高位截瘫，后来他又被确诊为糖尿病。除了饮食控制和其他方法，他还在自身的努力下，依靠仅有的上肢运动控制好了血糖。

患者故事

2010年10月26号，我出了一次车祸，导致高位截瘫，住院花去了家里全部积蓄。回来后我躺床上不能动，胸部以下没知觉，大小便失禁，任何事情都要老婆帮忙才能完成。当时我真的想不吃不喝死了算了！我就故意让老婆生气，没事就找碴儿闹事，整整闹了一年。老婆不但不怨我、不烦我，还经常鼓励我，她流着泪说："有你在家就在，没了你这个家就完了，我愿意伺候你。"看着她哭红的双眼和日渐消瘦的身体，我答应她要振作起来。

她是我心灵的拐杖，在我落寞时给了我有力的支撑。

我在家里闹了一年，身体大不如从前，去医院检查才知道自己得了糖尿病，当时我的空腹血糖为11~13mmol/L。到确诊后的第3年我又住院了。经过检查，我还同时还有冠心病、肺气肿、甲状腺结节、皮肤瘙痒，而且视力也有所下降！在县医院治疗1个月不见好转，我又去了市中医院，用中药调理身体。住院一段时间后，一位教授告诉我老婆，医院再好也不能长住，要学会自救。教授教我老婆针灸按摩，又告诉我上半身能自己做的要自己做，就当锻炼。教授推荐了一本按摩穴位的书给我，还把上半身主要穴位告诉我，让我每天按摩3次。

我学会了按摩，能记住上半身100多个穴位。我按得比较多的是：百会穴、内关穴、鱼际穴、合谷穴、养老穴、上脘穴、中脘穴、下脘穴、气海穴、关元穴。针灸由老婆给我做，隔天做1次，每次1小时，从不间断，常用的可以帮助控制血糖的针灸穴位有曲泉穴、阳陵泉穴、三阴交穴、复溜穴、太溪穴、足三里穴、太冲穴、委中穴。

就这样，坚持了一年，我的血糖持续下降，我想着，是不是可以不吃药了？于是便尝试着停了药物，一直到现在也没有再吃。

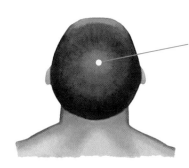

百会穴

定位：位于头部，在前发际正中直上 5 寸，或两耳尖连线的中点处。

保健按摩：可用一手手指按压，也可用两手手指重叠按压。

内关穴

定位：位于前臂掌侧，在曲泽穴与大陵穴的连线上，腕横纹上 2 寸，掌长肌腱与桡侧屈腕肌腱之间。

保健按摩：用手指指腹垂直按压、拿捏。

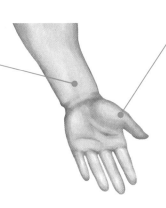

鱼际穴

定位：位于手外侧，第一掌骨桡侧中点，赤白肉际处。

保健按摩：用双手手指指腹按压。

养老穴

定位：位于前臂背面尺侧，尺骨茎突桡侧骨缝凹陷中。

保健按摩：两手手指指腹端按压。

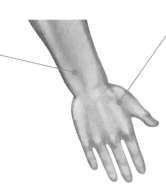

合谷穴

定位：位于手背，第一、第二掌骨间，当第二掌骨桡侧的中点处。

保健按摩：用双手拇指按压。

曲泉穴

定位：位于膝内侧，屈膝，在膝关节内侧横纹端，半腱肌、半膜肌止端的前缘凹陷处。

保健按摩：用手指指腹按压，做环状运动。

复溜穴

定位：位于小腿内侧，太溪穴直上2寸，跟腱的前方。

保健按摩：用手握住膝部，拇指按压、揉，由上向下运动。

三阴交穴

定位：位于小腿内侧，在足内踝尖直上3寸，胫骨后缘靠近骨边凹陷处。

保健按摩：弯曲拇指，用手指指腹用力向下按压。

太溪穴

定位：位于足内侧，内踝尖与跟腱之间的凹陷处。

保健按摩：用手固定住脚，用拇指按压、揉，由上向下运动。

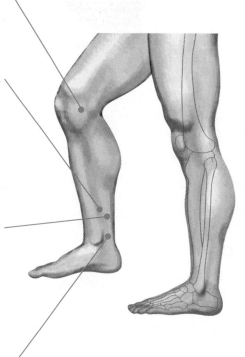

只有糖尿病患者知道

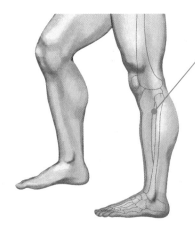

阳陵泉穴

定位: 位于小腿外侧,在腓骨头前下方凹陷处。

保健按摩: 手指轻握膝盖前下方,用拇指指腹按压。

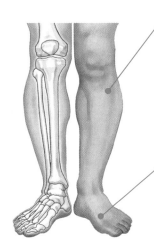

足三里穴

定位: 位于小腿外侧,在犊鼻穴下3寸,距胫骨前缘1横指处。

保健按摩: 用两手手指指腹垂直用力按压。或将手掌打开,握住腿部,用拇指按压。

太冲穴

定位: 位于足背,在第一、第二跖骨间,跖骨结合部凹陷处。

保健按摩: 用手指指腹垂直按压,做环状运动。

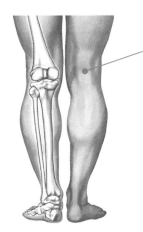

委中穴

定位: 位于膝后区,腘横纹中点。

保健按摩: 用手指指腹用力按压。

上脘穴

定位： 位于上腹部，前正中线上，脐上5寸处。

保健按摩： 用两手手指指端按、揉压。

中脘穴

定位： 位于上腹部，前正中线上，脐上4寸处。

保健按摩： 用两手手指指端按压。

下脘穴

定位： 位于上腹部，前正中线上，脐上2寸处。

保健按摩： 用两手手指指端按、揉压。

气海穴

定位： 位于下腹部，前正中线上，脐下1.5寸处。

保健按摩： 用两手手指指端按、揉压，做环状运动。

关元穴

定位： 位于下腹部，前正中线上，脐下3寸处。

保健按摩： 用两手手指指端按、揉压，做环状运动。

最近，我做了全面检查，结果显示我的冠心病好了，视力恢复了，皮肤瘙痒情况也没了，全身血管光滑无斑块，各个器官功能正常！这几年的努力终于没有白费。我相信任何事情都不是绝对的，只要努力，一切皆有可能！天道酬勤！

2013年后，我就彻底停药了！

在饮食上，我更要感谢我的老婆。医生让我控制饮食，于是她把我的大碗换成了小碗，为我做低脂、低盐的饭菜。我爱吃馒头，她就买来杂粮，粗细搭配着为我蒸馒头！为了照顾我的感受，她吃的饭和我的一样。夏天的西瓜最诱人，她会切点让我尝尝，吃完又监督我测血糖！

在她无微不至的照顾下，我的血糖越来越稳定。更值得庆幸的是，她自己的身体也慢慢变好了，她的血糖控制在4~5mmol/L，血压、血脂都很正常。

我们讲了很多糖尿病患者运动的方法，但有些糖尿病患者因为各种原因不方便锻炼，比如该文作者，还有患有关节炎的老年糖尿病患者，他们该如何锻炼身体呢？

1. 平衡好"锻炼"和"休息"

在关节炎刚出现症状时，患者该休息就休息，这样可以减少关节的磨损，有利于炎症和肿胀的消散。然后适当锻炼以增加膝关节周围肌肉力量、加强关节的稳定性、减轻关节疼痛、改善膝关节功能。所以，把握好锻炼与休息、动和静之间的分寸，便可以达到休息膝关节、锻炼肌肉的目的。

2. 选择比较适当的锻炼方式

美国"网络医学博士"网站向糖尿病患者推荐了一套简单易行的降糖操。长期坚持、有规律地做降糖操，能增强糖尿病患者的体质，改善血糖和血脂代谢，降低血糖，稳定病情。

双臂屈伸： 双手各握一个哑铃，自然下垂，然后双臂上提，肱二头肌用力，前臂旋转让手掌面向肩膀。坚持 5 秒后使手臂回到原位，放松时尽量不用力。

肩臂推举： 站立和坐姿时都可进行。双手各握一个哑铃，向上举直到哑铃和耳朵平齐，肘部弯成 90°，然后向上推举哑铃，直到双臂完全伸展，再缓慢下降到起始动作。重复进行。

胸部推举： 平躺后膝盖弯曲，脚掌平贴地面。双手各握一个哑铃，与胸部平齐，向上推举直到肘部伸直却不僵硬，保持该姿势一会，然后缓慢下降到胸部位置，再重复动作。

相比之下，蹲马步、蹲下起立、爬楼梯、登山等相对剧烈的运动对于患有关节炎的糖尿病患者来说并不适宜。

3. 加强学习

现在电视和网络上经常会介绍各种锻炼方法，比如拍打，用手用力扣住膝关节，然后拍 4 个 8 拍，做到早晚各 1 次，或者边走边拍。

4. 在生活中注意细节

尽量避免肥胖，以免加重膝关节的负担，一旦身体超重，就要积极减重，控制体重。注意走路和干活的姿势，不要扭着身体走路和干活。避免长时间下蹲，因为下蹲时膝关节的负重是自身体重的 3~6 倍，如果必须下蹲，最好改为低坐位（坐小板凳），长时间坐着和站着时也要经常变换姿势，以防止膝关节用力过大。

骑自行车时，要调好车座的高度，以坐在车座上两脚蹬在脚蹬上、两腿能伸直或稍微弯曲为宜，车座过高、过低或骑车上坡时用力蹬车，都会对膝关节产生不良的影响。平时要穿厚底而有弹性的软底鞋，以减少膝关节所受的冲击力，避免膝关节发生磨损。

5. 巧用矿泉水锻炼上肢

文章作者的精神和行为令人敬佩！作为一个身患多种疾病的残疾人，他都能用运动控制好血糖，健康的人就更应该加强锻炼了。

对于文章的作者来说，练习上肢是迫不得已的事情。但我也要告诉糖尿病患者，力量锻炼是"控糖"过程中很重要的一环。

说到力量锻炼，好多人觉得不适合老年人，因为力量锻炼容易使人受伤，而且要去健身房也比较麻烦，其实这些认识并不正确。在一次公共健康课堂上，中国工程院院士王陇德教授为我们解释了力量锻炼的重要性。

他说，人体主要是由肌肉和骨骼组成的，如果我们不去刻意锻炼肌肉，到75岁时我们的肌肉就会减少很多，而且减少后，就不会再长。所以美国心脏学会最新一期的保健指南中提出：65岁以上的老人每周应该做两次力量锻炼。

说到力量锻炼，好多人觉得一定要去健身房，其实不然。王陇德教授给大家提供的建议是：拿两瓶矿泉水，在家里一边看电视，一边做动作。上举、后提、平举等都是锻炼肌肉的好方法。这样小重量、多次数地刺激肌肉，可以维持肌肉数量，延缓肌肉减少速度。

王陇德教授透露，他已经上了年纪，但他的旅行箱里一直放着拉力器，无论到哪里出差都带着它，用它锻炼，这个习惯他已经保持10年了。他多年来一直坚持每天运动，在家看电视、听音乐时练哑铃，而出差时就带上轻便的拉力器，每天练1小时左右。

王新捷
牵着一只狗去散步

小档案

王新捷，患1型糖尿病33年，没有并发症。他是单位的排球主力、大型活动主持人、大型晚会合唱团的领唱，多年来他还兼职做模特，会手工雕刻萝卜花。

他组织了第一个北京青年糖友沙龙，策划主持了《糖尿病时间》节目，他还是各届联合国（国际）糖尿病日北京医患交流大型活动主持人、2002年西太平洋地区糖尿病国际大会糖友交流环节主持人……

他抗病自强，不畏命运挑战，长期投身糖尿病公益活动，用言行诠释担当，因此获得了2016年"国际医学公益巴肯奖"。

患者故事

1985年，我大学毕业刚两年，可谓风华正茂。就在我踌躇满志之时，不幸悄悄向我袭来：我全身酸懒无力、精神萎靡不振，多尿、多饮、消瘦，后来又出现腹痛、呕吐、发热等症状，不得已，我住进了原解放军海军总医院，一检查才发现，空腹血糖为11.8mmol/L，尿酮"+++"，已经发展成糖尿病酮症酸中毒了。

经过一段时间的住院治疗，病情基本稳定了。发病之初，我对糖尿病一无所知，大脑一片空白。当时我还没有谈恋爱，又刚参加工作，听完医生的话，我的第一感觉就是：完了，身体完了，婚姻完了，事业完了，我的人生完了……

这场突如其来的打击，确实曾使我消沉。经过一番痛苦的抉择，我痛定思痛，一头扎进图书馆，开始了接受糖尿病教育的新历程。但由于当时我国还没有关于糖尿病的科普杂志，仅有的几本杂志上刊载的又是些很专业的糖尿病学术论文，从中看到的只是糖尿病如何致盲、糖尿病肾病如何可怕、得了糖尿病足需截肢等令人恐怖的内容，而没有关于该如何更好地控制糖尿病和防治糖尿病并发症的内容。

经过那一段时间的学习，我的心情更加沉重，我真的觉得我的前途太渺茫了。但年轻气盛的我真的不想就这样轻易放弃美好生活，我决心走出低谷，重新拥抱健康。

于是，我走出家门，找医生、交糖友，与他们交流抗病心得，向他们请教抗糖知识，积极参加各类糖尿病教育活动。慢慢地，我学到了许多有效控制糖尿病的知识，我抗糖的信心也增强了，心里的疙瘩终于解开了。加之配合医生科学控制，我的病情逐渐稳定下来，直至今天，我依然健康、快乐地生活着。

很多人问："你的精神状态这么好，看上去比实际年龄年轻许多，你有什么抗病秘诀吗？"我可以骄傲地告诉大家：我的喜怒哀乐、我的精神支柱都与糖尿病息息相关，"抗病秘诀"谈不上，但我在20多年的抗病历程中确实积累了些许经验，我愿意介绍给广大糖友，但愿能给糖友一些启迪。

1. 饮食上要找到适合自己的方案

我并没有为饮食控制所累，当然甜食我会尽量不吃，但我有一个可放宽指标的前提，那就是我采用糖尿病泵治疗，因此可以适当地享受美食。所以说饮食控制要和你的治疗方法相对应，不能一概而论。患病这么多年，我把运动和加餐、补充碳水化合物的方法结合起来，这是个人经验，很难用量化的东西去说明。

2. 运动上，我打羽毛球、排球30多年，现在仍在坚持

现在大部分的年轻人，没有一个有效的、持续的运动方式，只是偶尔去去健身房、隔段时间去打打球。集中在某个时间段进行剧烈活动，这是不可取的。

就我而言，因为我想每天晚上去散步，但又坚持不了，所以便养了一只小狗，通过每天去遛狗我就可以快步行走。因为慢慢走达不到大量消耗热量、降低血糖的目的，但带着小狗散步时，我心情愉悦，又能达到锻炼的目的，这也算是一种方法吧。

3. 多学习、多交流，保持良好的心态

我刚患病的时候心情也非常郁闷，到处去看病、住院，查科普书籍、医学杂志，感觉很可怕。但人都有一个成长的过程，我的经验就是两点，一是掌握科学知识，了解了，就不觉得它可怕了，要知道，糖尿病只是让你改变了一种生活方式而已。二是多和糖友交流，从中可以获得医生给不了的成功和失败的经验，这样便于加深对疾病的了解，避免自己出现那么多心理问题。现在的糖友缺乏与同类患者的有效沟通，要知道只依靠几次就医时医生给的指导是不够的，因为日常生活的一些细节，医生是无法为你提供详细指导的，要和同类糖友去沟通，或者多看一些健康教育类的杂志、多参加一些社区健康教育讲座。

4. 让家属成为自己的"战友"

首先，不要怕周围的人知道你患了糖尿病。我会让我的家人、我的朋友培养起糖尿病防治的观念，让他们了解我的治疗方法、饮食方案，以得到他们的配合。

其次，作为家属，要了解糖尿病及并发症的基本知识、饮食运动方面的知识以及糖尿病的急救知识，还要从心理上多去关心患者。从我的经验来说，我尽量不把我控制糖尿病的酸楚体会和艰难去跟我的家人讲。比如说我出现糖尿病酮症酸中毒后，感觉非常难受，我自己通过追加胰岛素把它控制了下来。如果我把这种难受表现给家人，会他们增加很多的心理负担。有的家属在患者病情稳定后还总是一再提醒，这样反而会增加患者的心理负担。或者等患者心情比较轻松了，想吃点什么东西了，家属依然严格限制，多一点都不行，这样也比较容易激发彼此的矛盾。

此外，有的患者平时工作太忙，没有时间去了解糖尿病的新知识，那么家属就要多学习一些，多去关心他，多与他交流。但也不要把这个作为日常话题天天提，默默地做即可。最后，建议家属与家属之间多进行沟通。

5. 持之以恒，避免反复，享受美好的人生

要有毅力，坚持不懈，不使血糖大起大落，避免病情反复。只有控制好病情，才能很好地生活、学习、工作。

在与糖友"共患难"的同时，我的抗病能力也得到了很大的提高，我成了一位名副其实的抗糖标兵。经历 20 多年的科学治疗，我的病情得到了很好的控制，我生活上潇洒自如，至今没有任何并发症，仍像健康人一样快乐地生活着。

　　运动是一剂免费的降糖药，糖尿病患者都需要运动。可运动有很多种类，如有氧运动、抗阻运动、伸展运动等，该如何将它们结合，如何运动才能有效降糖呢？

有氧运动至少隔天 1 次

　　糖尿病患者每周至少做 150 分钟中等强度的有氧运动，可分 3 天进行，但不能连续 2 天以上不运动。因为运动 1 次，所带来的作用一般不超过 72 小时。因此，推荐糖尿病患者至少隔 1 天做 1 次有氧运动，身体允许的话，最好天天做。

　　运动时心跳和呼吸加快，但呼吸不急促，能持续运动 10~30 分钟，身体微微出汗，稍感累，第二天起床后无疲劳感，即为中等强度的运动。对于老年人来说，运动时不能谈话则显示强度太大了，如果运动时还能唱歌，就显示强度太小了。糖尿病患者需要自己掌握好运动的强度。

　　常见的有氧运动包括：走路、骑车、慢跑、做操、游泳、跳舞、爬山、乒乓球、羽毛球、滑雪、滑冰等，糖尿病患者可根据自己的兴趣和经济条件选择，这样有利于长期坚持，快乐运动。

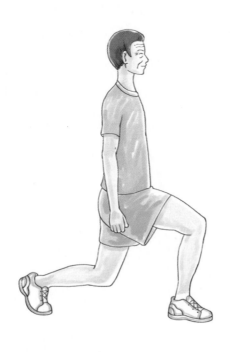

抗阻运动每周至少2次

糖尿病患者做中等强度的抗阻运动，每周应至少2次，最好3次，即隔天或隔2天1次，不应该在连续2天内进行同一肌肉群的锻炼，即锻炼同一部位的肌肉。抗阻运动应先锻炼大肌群，再锻炼小肌群。

中等强度的抗阻运动可以根据1组动作重复的次数来确定：一般1组动作重复10~15次，人会感到疲劳但也不是一点劲都没有了，即相当于中等强度。

抗阻运动需要借助器械来完成，如哑铃、装满水的矿泉水瓶、弹力带、自身重量、训练器械等，每次运动要量力而行，循序渐进。

伸展运动天天做

伸展运动即各关节的伸展活动，可以改善身体柔韧性，使穿衣、从高处拿东西等日常活动更方便、灵活。做伸展运动时，每次慢慢伸展到极限，但不要出现疼痛感，保持10~30秒，放松、呼吸，然后重复，每个部位伸展3~5次。

伸展运动按照下列顺序做：颈（前后、左右屈曲，向左、向右转）、肩（向前、向后大环绕）、肘、腕、髋、膝（屈曲）、踝（向外、向内旋转）。在准备活动和整理活动中做伸展运动，或者在日常生活中穿插着做伸展运动，如看电视时、饭后或等公交车时。伸展运动最好每天都做。

根据以上标准判断你每周的有氧运动、抗阻运动、伸展运动是否达标。如果达标了，那么，恭喜你，你掌握了正确的运动方法；如果未达标，那么请你根据自己的身体状况调整现有的运动方式，必要时请专业医生指导。

规律运动效果好

为了持续获得运动带来的益处，2型糖尿病患者的运动锻炼必须有规律地进行，且锻炼形式要多样化。总体原则就是：先有氧运动，后抗阻运动，强度由小到大，时间由短到长，频率由低到高。坚持一段时间，您一定会发现自己的精神面貌和身体健康状况发生了明显改变。

需要提醒的是，在某些情况下，运动可能是一把双刃剑，糖尿病患者一定要在保证安全的前提下进行锻炼。

潘霞
餐后血糖从23.7mmol/L降到正常范围内，我只用了3个月

小档案

潘霞，江苏人，现居上海，患2型糖尿病3个月便成功控制住了血糖。糖尿病让她拥有了健康的生活方式。

患者故事

"你简直宽得像一扇门。"这是我妈对我的评价。哎，真是亲妈，这样"损"自己的闺女。这是2年前我妈对我的"嫌弃"。那时候我37岁，身高1.7米，体重80千克。女性过了35岁就得重视健康，加上身边的同事都比较注意养生，我也开始每天吃点红枣、红糖、红豆、红米，听说这样可以补血。

到了2016年冬天，我越来越能吃，体重却开始下降，走几步我就满头大汗，且感觉特别累。那时我的"三多一少"症状已经很明显了。有一天我还差点晕倒，我认为自己可能有点低血糖了。现在想想真是后怕，当时自己还在不停地吃糖呢。

到了年底，同事提醒我去做检查。

2016年12月13日（很多患者都把确诊的日期记得清清楚楚），我终于决定去做体检了。医生拿到我的检查结果时，被吓了一跳，他首先问我有什么不舒服和不对劲的，我说很好呀，能吃能睡的。

然后医生告诉我餐后血糖是23.7mmol/L，糖化血红蛋白11.3%，基本可以断定是糖尿病。

因为我对糖尿病一无所知，身边也没有得这种病的人，所以并没有觉得有多大压力。好在医生给了我很多建议：

（1）回家减重。

（2）调整饮食结构，多吃蔬菜，少吃大米饭。

（3）加强锻炼，每天快走至少40分钟。

对于医生的建议，当时我认为自己做不到。因为控制饮食和运动锻炼对我来说太难了。医生给我开了药，我没有任何心理负担地回家了。

不过，我还是比较听话的，确诊后第一天就减少了主食的量，一天吃的量相当于我

患病之前一餐的量。至于运动，对于一位体重80千克的人来讲，平常走5分钟就已经气喘吁吁的了，不过我还是坚持走了20多分钟。

走完后，我一个人坐在外面的椅子上哭了。当时，我认为自己太苦了，既不能开心地吃，还要吃一辈子的药，另外还有未知的病变可能。当时我想了好多，后来想起了一句我喜欢的话：前半生不要连累生你的人，后半生不要拖累你生的人，好好生活，好好活着。我有了振作起来的动力。

后来每当自己认为苦的时候，我就会想起这句话。

为了少吃主食、多吃蔬菜，吃饭时我会先喝汤、吃菜，吃到七八分饱之后再去盛米饭，这样就可以减少主食的量。做汤的时候，我会放入各种各样的食材，这样既营养丰富，又能多吃，还不会升高血糖。

运动方面，在经历了第一次的艰难之后，我又坚持了一个星期，每天走20多分钟。然后我给自己设立了一个目标：朝着家相反的方向不停地走，必须走到自己满意的路程数了才能返回来。就这样，我从一开始的疲惫不堪变成现在的健步如飞，可以轻松走40分钟。

很幸运，就这样坚持了一周的时间，我去医院复查，结果很好。医生告诉我，只要让自己瘦下来，加上锻炼，一定能控制好血糖。第一个月我瘦了6千克，3个月后我瘦了16千克。

现在的我65千克，按照1.7米的身高，这是很标准的体重。我的血糖也还好，空腹血糖一般在5.5 mmol/L 左右，餐后血糖在8 mmol/L 左右，如果贪吃了，血糖会到10 mmol/L 左右。

现在的我，因为糖尿病，改变了很多。我每天早晨6点起床，为自己和家人做一份健康营养的早餐；由开车去上班改成了步行去上班，每天走30多分钟到单位；下班快走到家，吃一顿丰富的晚餐；晚饭后，先生陪我出去快走，有空还会陪我去打篮球——感谢家人给我的支持。考虑到快走的运动方式很单一，家人不停地变着花样陪我运动锻炼，从羽毛球、跳绳到自行车，还有现在的篮球。

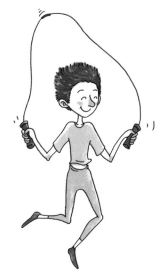

回顾短暂的抗糖生涯，我收获满满。感谢我的医生，给我提了至关重要的3点抗糖建议；感谢我的家人，正是他们的支持和陪伴让我很好地控制了饮食、加强了运动。但我做得最最重要的一件事就是：及时发现了高血糖并减轻了体重。患2型糖尿病的初期，患者只要能控制住体重，便能轻松控制好血糖。

2型糖尿病患者从确诊开始，基本就伴随着胰岛素抵抗。而肥胖正好是导致2型糖尿病患者胰岛素抵抗的重要原因。因此，我们一般建议2型糖尿病患者一确诊，就要检查自己是否肥胖。

判断自己肥胖的方法很简单，用自己的身高（厘米）减去105，所得的结果就是自己的标准体重（千克）。如果最终结果超出标准体重10%，那么就说明自己需要减重了。

文章的作者通过毅力控制饮食、增加运动成功地减轻了体重，但很多人对于减重依然十分苦恼，不知从何下手。这里给大家分享几个小方法。

每天少吃1口

成年人每天多吃1口，就会多摄入38.5千卡的热量，而9000千卡的热量就会使人增重1千克，一年下来，体重就会增加1.5千克。一个小小的饮食习惯，10年下来就会让人增重15千克，这就是北京协和医院临床营养科于康教授所说的"一口效应"，也是曾经苗条的你变胖的原因。从现在开始，每天少吃1口，长期坚持，体重必定有减无增。

换一只手吃饭

吃饭速度快也是导致肥胖的原因之一。人们从开始吃饭到大脑产生饱腹感约需要20分钟，如果吃得太快，大脑没有接收到吃饱的信号，人就会一直吃下去，等反应过来时，已经吃撑了。

习惯用右手吃饭者，建议改用左手，这样就可以大大降低吃饭速度，使大脑早点接收到吃饱的信号，进食量就会减少，有利于减重。同理，如果习惯用左手吃饭，就可改用右手。

找一个好的饮食监督人

李先生说："今天中午吃完饭后，我买的250克瓜子他全吃了。"张先生："是呀，你看看你，这不是害我吗？"这虽是一句玩笑话，也反映了身边人对自己日常饮食的影响。

最简单的减重方法就是请你的身边人做饮食监督人，最好选择一位了解糖尿病患者饮食原则，且经常和你一起就餐的人。他的责任就是时时提醒你："别吃了，再吃就多了，血糖要升高了。""这个吃一口解解馋得了，它升高血糖的速度快。"诸如此类的劝诫，对糖尿病患者控制饮食是很有帮助的。

和比自己胖的人一起吃饭

和比自己胖的人一起吃饭有助于减重，听起来不可思议，但却是事实。有研究发现，一起吃饭的两人的点餐量是同样的，但是实际上能吃多少取决于一起进餐的人的胖瘦程度。如果一个瘦人点了一大份饭，受此影响，同其吃饭的人也会点一大份饭并且吃完，这在某种程度上增加了个人的进食量。而如果胖人点了很多,同他吃饭的人也会点很多,但是这个人通常不会将点的饭全吃完,这就在某种程度上减少了进食量。因此想减重的话,就多和比自己胖的人一起去吃饭吧。

饭吃八分饱,日行一万步

饭吃八分饱,即处于可吃可不吃的状态;日行一万步,即 1 天快走一万步,这是我国著名的心血管病专家胡大一教授的减重经验,他从 92 千克减至 72 千克。日行万步,且最好是快走,每分钟 100 步。尽量创造步行的机会,如把车停在距离家或单位较远的位置、上班时提前一站下车、晚饭后步行 40 分钟、多爬楼梯少乘电梯等。只有把步行融入生活中,并从中找到乐趣,才能坚持下去。

减重是一项长期而艰巨的任务,需终身为之努力,不要因为短期内没有效果就半途而废,这条路上没有捷径,只有不懈努力才能有所成效。

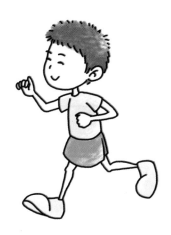

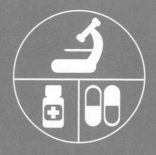

3

医药篇

测血糖、用药、就医及并发症管理

罗曼·罗兰说："生活中只有一种英雄主义，那就是在认清生活真相之后依然热爱生活。"

有什么药能治疗糖尿病？治疗糖尿病什么药最好？听说×××的糖尿病治好了，是真的吗？

隔三岔五，我就会被不同的糖尿病患者问到这几个问题。正确的答案应该是：好多药都能治疗糖尿病。治疗糖尿病好多药都是最好的。没有哪个药能治好糖尿病。

这些是正确答案，但都是废话，而且万一遇到一个脾气不好的人，他肯定会开骂。换位思考下，谁要是这么跟我说话，我一定会觉得他在存心耍我。

但是糖尿病确实不是只用药物就能治好的疾病。国际上关于治疗糖尿病的方法总结起来是"五驾马车"，即：饮食控制、运动锻炼、药物治疗、血糖监测和糖尿病知识学习。药物治疗只是其中之一。

药物治疗包括口服降糖药和注射胰岛素，由于如何选用药物只能由医生来决定，而且服用相对比较简单，所以本书并不展开讲，本书将重点讲述注射胰岛素需要注意哪些问题，并介绍血糖监测和治疗并发症的方法。

目前，糖尿病还无法根治，需要患者终身服用药物，但请不要为此难过。加缪说过："重要的不是医好伤痛，而是带着伤痛生活。"

老兵
血糖监测之我见

小档案

老兵，今年75岁，参加过抗美援越战争，1995年2月被确诊为2型糖尿病。至今20多年过去了，他的血糖、血压、血脂都达标，肝肾功能正常。

患者故事

2017年4个季度我监测的糖化血红蛋白水平分别是5.6%、5.8%、4.6%、5.8%，血糖平稳，没有发生低血糖。体检结果显示血压、血脂等数值都在正常范围，肝肾功能正常，眼底维持在血管硬化I期，体重虽没有达到年初设定的63~65千克的目标，但也略有提高，达到了62千克。

监测血糖是我每天的必修课。有很多糖友问我每天4~6次血糖监测是否有必要，所以我就谈谈自己对血糖监测的一点认识。我想血糖监测主要是"需不需要测""舍不舍得测"和"会不会测"这3个问题。

有必要每天测很多次吗

人们常用"盲人骑瞎马，夜半临深渊"来形容危险，人、马都看不见，半夜在悬崖边上行走，危险至极！糖尿病患者如果不监测血糖，所处的危险与其无异！有专家说不监测血糖就等于没有治疗。不监测血糖，不知疗效如何，真与没有治疗一样。有治疗，没监测，甚至比没治疗还糟——血糖忽高忽低，随时面临低血糖风险，严重的低血糖是会要命的！

"要测"，怀疑这一点的人不多，多的是"需不需要测那么多次"。当然我也不认为每人都需要测那么多次，测血糖的频率应根据治疗方案和病情确定。

我选择的是注射胰岛素"三短一长"的治疗方案，低血糖出现风险大，当然就得多测几次，特别是睡前、空腹时都是关键点。睡前了解血糖情况，该加餐就加，防低血糖于未然；空腹血糖是一天血糖的基础，也有助于了解夜间有没有发生低血糖。这两个时段我每天必测。而且，听专家说，测血糖的次数与病情控制好坏成正比，次数多，情况明，治疗到位，血糖稳定，当然就能延缓并发症的发生和发展。

有朋友可能会说，糖化血红蛋白不是"金标准"吗？测糖化就够了，大多数医生也看这个数值来确定治疗方案。但糖化血红蛋白也有不足之处，一方面它反映的是平均血糖，反映不了血糖波动情况，假如两位患者的凌晨、空腹、早餐后、睡前血糖数值分别为 3.0、5.0、10、8.0 和 5.0、7.0、8.0、6.0，他们的平均血糖都是 6.5mmol/L，可能糖化血红蛋白水平都在 5.5%~5.8%，但两者的差距是很大的。

多测一些即时血糖，特别是有规律地测各个时间点的血糖，可以及时发现问题，及时调整方案，摸索出饮食、运动和药物对血糖的影响，优化饮食、运动方案，还可以微调胰岛素剂量，甚至可以估计出糖化血红蛋白的水平。血糖监测好处多多。

所以我认为不仅要测，而且要多测。当然，每天测 10 多次，恨不得每小时测 1 次也要不得，那样的紧张情绪会使血糖更加难以控制。

选什么样的血糖仪

人们常说"工欲善其事，必先利其器"。测血糖当然要有好用的血糖仪啦。

我选择血糖仪的标准，一是需血少，疼痛轻；二是能上传，最好是能通过 Wi-Fi 或蓝牙上传，以便完整地记录测试结果，方便专家给一些指导；三是反应快，能很快出结果；四是测血糖结果能导出，去医院时能提供给医生看；五是价格低，特别是试条价格，便于长期使用；六是售后服务好，能经常提供优惠产品。

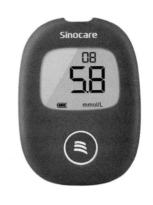

我认为血糖仪是个人使用的监测设备，只要符合国家标准就是可用的。因为在家测血糖的目的是监测血糖的变化，提供就医参考，而非做诊断根据。与其买贵的进口血糖仪，用贵的试条，真不如用国产的产品，性价比更高。

如何少花钱多测血糖

血糖监测不仅要忍受疼痛，还要花钱，而且还是一笔不小的数目！

但转念一想，不舍得花钱买试条，不能充分满足监测需要，导致发生并发症并住院，那样开销更大——哪一次住院不需要几千元，甚至上万元？而且还要忍受身体上的痛苦！其实买试条的钱并不多，仔细计划也是可以承受的。

现在不少生产厂家会让利给糖友，常有优惠活动，如秒杀、团购、积分兑换等，有时还会直接降价。我曾经用 1 元钱购得一套血糖仪（包括血糖仪＋采血笔＋50 条试条＋采血针）。还有很多厂家开展各种活动免费赠送试条。

只要经常关注这方面的信息，就可以得到实惠。把试条价格降到 1 条 5~6 角钱，每年下来需要的金额也就 800~1000 元，少到外面吃几顿饭就可以了。

如何测得准

如何使用血糖仪需认真看说明书，在此不做赘述。我的方法是，食指、中指、无名指、小指轮流采血，8 天轮 1 次，使每个采血点都能得到恢复。采血点选在手指第一指节两侧靠前位置，采血时按摩手指，把血液赶向指尖，同时大拇指压紧第二指关节，使第一指节血量充足。

采血时心情放松，不能紧张，用试条顶端的吸血口慢慢接近血样，自动吸入，防止血样堵住吸血口。及时按压出血点，防止感染。当然清洁手指、防止污染血样、桶装试条防潮、防过期也十分重要。

如果不能正确解读检测结果，甚至解读有误，也起不到测血糖的作用。我认为，每个人的病情不同，治疗方案、控制标准也应进行调整。"适合自己的就是最好的"，因此检测结果要按自己的血糖达标情况来解读。

我的控制目标是空腹 5.5~6.5mmol/L，餐后、睡前 6~9mmol/L，既保证没有高血糖，也必须保证没有低血糖！测出的结果如果不在目标区间，就分析找出原因。需要指出的是，血糖的数值差 0.1~0.3 并没有实际意义。例如 7.0 和 7.2、6.8 没有区别，不是说 6.9 就好，7.1 就不好。如果测得结果在控制标准的临界处，就需要进行分析，找出原因。如果血糖差距比较大，首先需要排除测试错误，如血样过少或混入组织液、采血区不清洁、调码不对、试条过期或受潮、温湿度不在仪器工作范围内、新一批试条需要进行生化比对等。如果没有以上情况，也就是说测试数据是正确的，那就代表血糖的确没达标。

引起血糖波动的原因很多，需要从饮食、运动、作息、心绪、睡眠等方面寻找，有针对性地采取措施进行试探性纠正。偶尔血糖高不必过分焦虑，心情沮丧会影响血糖稳定，应平静对待。如果需要考虑药物因素或连续数天血糖都没有达标，就必须请教医生。

测血糖应该详细记录进餐情况、运动情况以及药物使用情况，以便探索出生活方式和药物与血糖之间的关系，有利于进行调整。

在家进行自我血糖监测已经成了糖尿病患者日常生活的一部分了，大多数糖尿病患者测过空腹血糖、餐前血糖、餐后血糖、睡前血糖等，那么，测这些不同时间段的血糖有什么意义，反映了什么情况，糖尿病患者是否知道呢？

早餐前血糖（早晨 6~7 点的血糖）

临床意义：我们一般将早晨 6~7 点没吃饭时测得的血糖称为"早餐前血糖"。这个血糖一方面体现胰岛 B 细胞的残存功能控制夜间基础血糖和凌晨升高的血糖（黎明现象）的能力；另一方面体现降糖药的远期疗效。如果此时的血糖超出正常范围，说明残存的胰岛 B 细胞功能和降糖药的远期疗效均较差。

午餐前、晚餐前、睡前血糖

临床意义：餐前血糖一般体现糖尿病患者良好控制血糖的基础血糖值，能反映降糖药的远期疗效。如果降糖药的远期疗效差，也许餐后 2~3 小时的血糖最低，而下顿餐前血糖又会升高，就不能保持正常情况下的血糖低值。

睡前血糖指的就是睡觉前的血糖。监测睡前血糖为的是防止夜间出现低血糖，也可以判断长效药物的效果。

餐后 2 小时血糖

临床意义：餐后 1 小时往往是血糖最高的时候，通过刺激胰岛 B 细胞分泌胰岛素，会使血糖降下来，到了餐后 2 小时，血糖一般会恢复到空腹水平，至少降到 7.8mmol/L 以下。糖尿病患者的餐后 2 小时血糖很难维持在这个水平。经过治疗后再测这个时间段的血糖，可反映治疗效果。另外，怀疑患有糖尿病时，也需要测餐后 2 小时血糖来帮助确诊。

一些糖尿病患者习惯只监测某一顿的餐后 2 小时血糖，这是不对的。实际上三餐的餐后血糖都应监测，因为每餐后的血糖变化都不一样。

夜间血糖

临床意义：夜间入睡后机体代谢水平最低，虽然有生长激素和肾上腺糖皮质激素节律性分泌的影响，但是由于同时有胰岛素适当的分泌，所以正常情况下，这应当是一天中血糖最低、最平稳的时候。糖尿病患者如果血糖控制得好，夜间血糖也应当是最低的。如果夜间血糖高，可能导致早餐前血糖高，这和夜间不高、只凌晨才高的黎明现象是不一样的，有必要进行鉴别。可多时间点监测夜间血糖，如 0 点、2 点、4 点，从而分析早餐前血糖高的原因，以便采取有针对性的治疗措施。

随机血糖

临床意义：一些特殊情况对血糖的影响是非常明显的，如多吃、少吃、吃特殊食品、饮酒、劳累、剧烈运动、生病、情绪变化、月经期等都会导致血糖明显波动。糖尿病患者日常要留意这些特殊情况，尽量把对血糖的影响控制到最低。

另外要及时捕捉低血糖发生的瞬间（约10分钟之内）。当发生低血糖时，身体中很多升血糖激素马上释放，10分钟左右血糖就会升高，而且会高出平时的水平（索莫吉反应）。所以当怀疑有低血糖发生时，要及时测血糖，捕捉低血糖发生的瞬间。如果血糖测晚了，结果显示血糖正常或高血糖，就难以确定是低血糖后的高血糖反应还是本来就没有发生低血糖，这两种情况的治疗方法完全相反。

餐后半小时~1小时血糖

临床意义：如果吃了消化吸收特别快的食物，像粥、果汁、饮料、西瓜、葡萄等，血糖可能升高得非常快，所以需要测吃这些食物后短时间内的血糖，如餐后半小时血糖。

如果想了解吃普通食物或一般水果（像苹果、梨、橘子等）后血糖最高时的情况，应测餐后1小时血糖。

测餐后半小时~1小时的血糖，可帮助糖尿病患者了解日常一些食物对血糖的影响究竟有多大，从而做到心中有数。

如果测的频次高，很多糖尿病患者会觉得很痛，那么，这里给大家讲一个测血糖不那么痛的技巧：

（1）清洁手指后，用另外一只手的大拇指，从手指根部向上按摩，这是为了把手指的血液挤压到手指尖。

（2）看到手指尖的颜色逐渐变红、变深后，用另一只手的虎口用力掐住采血手指的第一指节，稍微往上推一点，看到手指尖的皮肤充盈甚至有些肿胀起来。

这样做有两个目的，一是让血液充盈到指尖，这样用1档扎针，只要一个很小的伤口就可以采到足够的血量。二是会在短时间内造成手指尖的一点麻木，间接地转移了手指的感觉，极大地减轻了疼痛感。

（3）扎针时，用一只手握着另一只手，这时需要第3只手来释放采血针，因此最好有旁人帮助。扎针的部位最好选择手指的侧面，这样伤口就不会影响到平常敲击键盘和进行别的活动了。

只有糖尿病患者知道

咖啡姐

血糖监测十大技巧

小档案

　　咖啡姐，北京市糖尿病防治协会副理事长、秘书，患 1 型糖尿病 41 年，没有并发症。她常年致力糖尿病防治公益活动，是中国首位国际"巴肯奖"的获得者。

患者故事

　　20 世纪 70 年代，一群四岁到十几岁的孩子正被巨大的不幸笼罩着，他们都被诊断为胰岛素依赖型糖尿病。我是这群孩子中的一个。

　　当时胰岛素极其匮乏，2.8 元 / 支的胰岛素非常紧俏，需要几个医院来回调配，冷藏保存——冰箱在当时只有大型科研、医疗单位才能配备。庆幸的是，很多位有着钻研精神、充满爱心的医护人员，他们"泡"图书馆、翻文献，尽其所能地来帮助我们这群不幸的孩子。

　　我们每一两个月去医院复诊一次，先取玻璃试管烧尿糖，然后把结果拿给医生看，再向医生报告自己每天吃了多少饭，有没有忘记打针。我们边听医嘱边做记录，回家之后要严格遵守。家境稍好的糖友第二天还要起个大早再次来医院抽空腹血查血糖，下次复诊时取结果再就诊。

　　循环往复，短短几年下来，能坚持定期复诊的糖友越来越少。小糖友之间却建立起了一种牢固的情感。看到了你，我知道自己并不孤单；他偷吃了一块西瓜，悄悄告诉了她，她才敢说出自己早餐吃不下，偷偷藏起了馒头……

　　我们开始变得不那么听话了，尝试着不完全按照医生的规定而自由行动，血糖高了、低了，自己想办法解决，然后偷偷跟糖友分享——至少，我们勇敢尝试了，不再整天担惊受怕、胡思乱想了。一路跌跌撞撞，幸运的是我们都活了下来，长大成人！

那时的我们，对糖尿病开始有了模糊的认识，知道这是一种不多见的内分泌疾病，是所谓的富贵病，也许（注意，是"也许"）是糖吃多了。而我们是少数中的更少数，只有注射胰岛素才能活命。目前哪怕在北京最好的医院也不能彻底治好糖尿病，需要自己配合才能不加重病情、不死亡。接受是无奈的，但也是我们唯一的选择！

可是在我们心底仍然藏着十万个为什么：为什么我只能打针，不能换成吃药？为什么我吃多了血糖会升高、生了病血糖也会升高？为什么又出现低血糖？为什么我的血糖不能一直低呢？

心中许许多多的疑问让我们有了强烈的求知欲，在就诊的时候抓紧问医生；发现有卖糖尿病书籍的，买来如获至宝地反复看，看完大家纷纷传阅……知识在一点点积累着、运用着，血糖一天天趋于平稳，而生活质量也在一点点提升着，我们学习抗糖知识的欲望日益强烈。

好起来，过普通人的生活，是那时候我们最大的期待！

说实话，在这一段时期，无论医生，还是糖友，对为什么要坚持糖尿病自我管理，以及它对我们未来的生存和糖友群体的正向影响等仍不十分清楚。糖友努力坚持自我管理实际上是出于感觉需求的，管理的方式和手段更处于初级阶段，那时候我的自我管理方式见下表：

糖尿病自我管理方式

吃	知道什么食物能吃，什么不能吃，什么能多吃一些，什么得坚决禁食；每天该吃多少是医生规定的，吃不下去只能说服自己克服困难
胰岛素	是救命药，而且必须用一辈子，家里必须有储备和冷藏条件
锻炼	可能需要但要非常慎重，稍有不慎就会发生低血糖，发生低血糖得马上加餐
夏令营	受教育的最好场所，有同病相怜的糖友，医生、护士24小时跟随，还能出去游山玩水，这是原来不敢奢望的
化验指标	已经有了尿糖试纸，家用血糖仪也听说过，但国内尚无处购买。还需要定期去医院检测静脉血糖，但多数糖友已经牢记正常值范围。糖化血红蛋白、尿微量蛋白、眼底检查开始被关注

然而当时并非所有糖友都能做到上述这些，一些能治愈糖尿病的偏方、"神药"也在这时期开始在坊间悄悄流传。

我和父母就曾拜访过当时住在北京远郊的"隐居高人"。在"高人"门外巧遇一位成年糖友，短暂交流后，我的父母对这位"高人"更加深信不疑。遵从"高人"嘱咐，临睡前我喝下了重金换得的土黄色粉末，却换来一个小时的剧烈呕吐，脸色苍白的我不得不被急救车送到医院洗胃。直到这时，我的父母才知道黄色粉末的成分大约是雄黄、D860（优降糖）和其他一些不知名的"土药"！我们不再盲信这些所谓的"高人偏方"。

关于"控糖"经验，我有很多，可以着重讲讲血糖监测。作为一名资深糖友，我跟其他糖尿病患者一样，对于血糖监测是既爱又恨的。从7岁就开始监测血糖的我，为了不让自己的手指千疮百孔，很早就开始琢磨监测血糖的更好技巧。

我一直认为，坚持做好监测是对自己负责，学会在家中自己测血糖，是糖尿病自我管理的一个重要环节。

但是每天数次扎手指还是困扰着很多糖友，尤其是一些需要注射胰岛素的1型糖尿病患者，因为他们更加需要通过每天多次的血糖监测值来预防高血糖、低血糖的发生，判断食物、药物、运动是否搭配合理。

糖尿病患者血糖监测频率与血糖控制效果呈正向相关，监测频率越高，血糖控制越理想。总结那么多年自我监测的经验，我认为想要取得良好的控制效果，测血糖频率需要相对固定。那么，能不能既很好地自我管理，又使这份痛苦尽量减轻一些呢？下面介绍一些我总结的血糖监测技巧，与广大糖友分享。

（1）测试前的准备很重要：测血糖前，用肥皂清洗手指，并用略高于皮肤温度的热水浸泡一会，边泡边揉搓。注意不要用酒精或碘酒消毒。用纸巾擦干手指后，向下甩几次，这样可以使指尖的血液更丰富，稍后只需浅浅一刺即可获得一大滴血。

（2）针刺深度的选择：采血针通常都有1~5五个数字供选择，这是指针头刺入皮肤的深度。通常儿童、女士指尖皮肤柔嫩，可以选择1~3，男士、老年人因为皮肤较厚，选择3~5比较合适。这里也有一个小窍门：选择稍小数字，并将采血针紧压在皮肤上，快速按键操作就可以得到合适量的血滴，而且针刺的痛感也不太明显。

（3）不同部位，感觉各异：指尖不同的采血部位痛感也不相同，患者应尽量避免在手指尖刺针，因为末梢神经集中在指尖前端中部，疼痛感较强。选择指肚侧方刺针，则痛感会稍弱一些。

（4）快速操作是诀窍：一些糖友把刺针压在手指上很久还犹豫着，不敢按下弹射按键。要知道，这样一耽搁，反而更易引起内心的恐惧。准备工作做好后，刺针一压住就马上按键取血，瞬间即可完成，不会觉得疼痛。

（5）不要用力挤压：一些糖友按键后发觉血滴不够，就用力挤压手指以使血量充足。这样做往往会导致皮下组织液被一同挤出，稀释微量血，使测量结果出现偏差。正确的方法是从手指根部向指尖推，直到血滴足够。

（6）试纸吸血也是关键：目前很多血糖仪都采用试纸虹吸法。可是如果操作不当，血液不能充满试纸的测试部分，就会导致结果不准。因此，针刺手指后，要注意别用手指按住试纸的虹吸口，以免影响试纸吸入血液。

（7）测试完毕，及时止血：常看到一些有趣的情景，有的糖友在测血糖时，双眼紧盯血糖仪屏幕，紧张地等待测试结果而忽略了止血，一不留神，手指上的残余血液就有可能污染血糖仪或其他物品，弄不好针刺部位还会因接触不干净的东西而感染。正确的方法是：测试后，一边用消毒棉棒或洁净的纸巾按住伤口，及时止血，一边等待血糖仪上的测试结果。

（8）废物也要处理好：测试后的针头、血糖试纸等都需要正确处理，否则也容易伤及他人或污染环境。用过的针头插入到针帽中；使用过的试纸用纸巾或试纸包装袋装好，所有这些最好集中在一个废弃的塑料瓶中丢弃，这样误伤他人的概率更低。

（9）随时记录：养成记录血糖的好习惯，这样一段时间下来，就可以做到心中有数了。一来可以自己分析近期血糖变化情况，寻找规律，二来可以在就诊时将数据出示给医生，为调整治疗方案提供依据。

（10）仪器定期养护：血糖仪是一台微型的电子设备，为保证测试结果精确，仪器的定期保养是必不可少的。在使用一定时间或测试一定次数后，需要到血糖仪厂家指定的地方进行校正或检验，以免测试结果出现偏差。

以上是笔者多年积累的血糖监测法宝和窍门，所有这些都是为了帮助更多糖友持之以恒地监测血糖的。糖尿病患者的家庭自我管理越好，并发症发生率以及治疗费用相对就越低。大家要明白，只有持久、规律地用药和监测，方能减少就医、住院和治疗费用。

经常有糖友问：好奇怪，我用两个血糖仪测同一滴血，一个显示 5.0mmol/L，另一个显示 4.4mmol/L，前者属于正常，后者已经接近《中国 2 型糖尿病防治指南（2020 年版）》里空腹血糖的临界值了。我该信哪一个？

这个问题很直接，但要捋清这个问题，我想得从以下几个方面来分析。

首先，血糖仪与血糖仪之间存在差距是很正常的，糖友经常拿来对比也是正常的。这让我想起前段时间看的一部电影《箭士柳白猿》，说的是江湖中有很多纠纷、争执，大家容易起冲突，后来出了个柳白猿，他专门负责调解，如果有人不服就跟他打，江湖中很多人都打不过他，所以就服了。那么，对血糖仪而言，是不是也有一个"柳白猿"呢？是的，这个扮演"中间人"的就是医院的大型生化仪，具体参考标准如下。

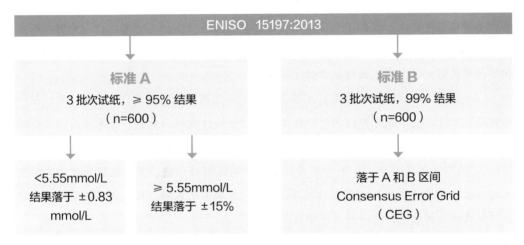

注："标准 A"和"标准 B"是医院做临床试验的标准，标准 A 强调血糖仪的准确性和精确性，标准 B 强调临床安全性。标准 B 要求大于 99% 的结果落在 A 和 B 区间，确保即使有结果超出误差范围，也不会偏差太多，不影响临床结果。CEG（误差共识）分为 5 个区间，分别是 A、B、C、D、E，A 区间不影响临床治疗行为，B 区间会影响临床治疗行为，但很少或不影响临床结果。落在 A 和 B 区间的数据越多，就表明血糖仪的临床准确性越高。对于普通糖尿病患者来说，可以不用参考标准 B。"n"是指测试的试纸数量。"95%""99%"是指参与测试的试纸中要求达标的百分比。

就拿上面的例子来说，如果生化仪测出来的血糖是 5.0mmol/L，那么用血糖仪测出来的数值在 4.17~5.83（5±0.83），就属于合格；如果生化仪测出来的血糖是 6 mmol/L，那么用血糖仪测出来的数值在 5.1~6.9（6±6×15%），就属于合格。

可是，这么解释完，很多人并不买账，道理很简单：如果测出的数值是 6 还好，毕竟在正常范围内，但要测出来的是 4，该怎么办？到底应不应该加食物呢？

这就涉及第二个问题了，即我们如何看待血糖监测结果？

严谨且特别细心的医生在叮嘱糖友加强血糖监测的时候，一般会加上一句："记得写监测日记，而且不要根据某次血糖监测结果而自行调整用药。"有些人可能会认为监测血糖并没什么用，那么，监测出来的结果到底有什么用呢？

（1）血糖监测的值反映的是一个趋势。比如回到上面的那个案例，一个是5.0mmol/L，一个是4.4mmol/L，这时候不要纠结哪个值准确，因为这个代表的是低值，如果这时不加餐的话，血糖可能会继续向3.9mmol/L变化，最终出现低血糖，所以这时候可以适当加餐，比如吃点水果，或者喝杯牛奶。血糖监测一是为了预防高血糖，二是为了预防低血糖，而且相比而言，后者更重要，在低血糖出现前就拦截它，意义重大。

（2）监测血糖可以帮助我们了解饮食、运动和药物的规律。比如新换了一种药物，如果出现低血糖了，说明药物有问题，需更换药物或调整剂量；如果药物没变，而突然出现高血糖了，那就得从饮食和运动方面找原因，是不是吃多了或动少了。

我上次遇到一位阿姨，说最近血糖突然升高，可自己的饮食、运动等方面都没有变化，她百思不得其解。我说了一句："天气炎热会导致睡眠不好，也可能会影响到血糖。"她一拍大腿说对了，最近睡眠的确不太好。所以，监测血糖可以让我们总结自己的生活规律，并找到更符合自己血糖规律的生活方式。

（3）把监测日记拿给医生看，尤其是就诊前一周的血糖很重要，医生看一看，问一些问题，大概就能知道是否该调整药物或剂量，该给什么样的建议，等等。以前采访北大医院内分泌科主任、中华医学会糖尿病学分会教育学组组长郭晓蕙教授时，她说过一句话："看医生不要白看，如果你在看医生前一周监测好血糖，并把记录的数值拿给医生看，医生能很快拿出切实有效的解决方案来；如果不测血糖，医生也不知道你的血糖如何以及该如何调整，这一趟就等于白跑了。"

监测血糖的重要性算是说清楚了，那么更进一步的问题来了：同一滴血测出5.0mmol/L和4.4mmol/L两个结果，这算是好的了，万一测出来的一个是19mmol/L，另一个是7mmol/L，该怎么办呢？

首先，我们还是要明确一点：不要自己随便加减药物，更不要人云亦云，跟随别人用药。1型糖尿病患者之所以会自己加减胰岛素，那是因为对自己的血糖、饮食和胰岛素都很了解了。

还有，如果是19和7这样悬殊的数值，在排除内部因素如操作不当、血量不足、局部挤压、更换试纸批号、校正码未换或试纸保存不当等情况后，就得考虑血糖仪或这一批次的试纸出了问题，应该找血糖仪厂家来处理。

刘国重
血糖居高不下怎么办

小档案

　　刘国重，河南人，2 型糖尿病患者，经常组织糖友一起学习"控糖"知识。

患者故事

　　控制高血糖是防治糖尿病及其并发症的重要手段。按照《中国 2 型糖尿病防治指南（2020 年版）》的要求，血糖控制目标应为：早晨空腹血糖 4.4~7.0mmol/L，非空腹（餐后）血糖 <10.0mmol/L，糖化血红蛋白 <7.0%（老年人适当放宽）；超过这些标准的，均为高血糖。现把我把知道的有关高血糖的发生原因和对策，向糖友介绍一下，仅供参考。

早晨空腹高血糖之黎明现象

　　现象：如果晚餐后和凌晨 2:00~3:00 的血糖均正常，而清晨血糖升高，则为黎明现象。

　　原因：糖尿病患者的胰岛 B 细胞功能减退，胰岛素分泌"供不应求"，加之晚餐前用药量过少或过早，或者因为药效时间短，药物的作用支持不到第二天早晨，因此引起早晨血糖升高。

　　对策：晚餐前适当增加药量，或者改用缓释口服降糖药，或者更换胰岛素品种，或者合理调整注射胰岛素的时间。

早晨空腹高血糖之索莫吉反应

　　现象：夜间出现低血糖，之后早晨又出现高血糖。

　　原因：晚餐前用药过多，或者饮食过少，或者餐后运动量过大，均会导致夜间出现低血糖，早晨血糖又过高的情况。

　　对策：晚餐后适当运动，减少晚餐前药量和胰岛素注射量，或者增加晚餐的摄入量。

餐后高血糖

原因1：主食或含糖食品吃得多，都会引起餐后高血糖。

原因2：用药过少、过早，选用药品不合适，运动量过少，均会引起餐后高血糖。

对策：科学饮食，合理搭配，少吃含糖量高的食物；适当运动，按时足量用药，对症治疗。

全天高血糖

原因1：病情加重。因为得糖尿病的时间较长，平时治疗不规范，胰岛素抵抗严重，长期持续的高血糖导致形成高胰岛素血症，从而引起全天高血糖。

治疗：早联合用药，早用胰岛素治疗。

原因2：体内病变。体内有其他病变，如肥胖、内分泌严重失调、甲状腺肿大、各类炎症、各种癌变和不明原因的高热等，均会使血糖全天偏高。

治疗：进行医学监测，查明病因，对症治疗，合理用药，加大降糖药的剂量。

原因3：药源性高血糖。治疗体内其他疾病时，服用了胰高血糖素或激素类药品，如强的松、地塞米松等能升高血糖的药品。

治疗：立即停止使用能升高血糖的药品；在治疗其他疾病时，向医生讲明自己是糖尿病患者，按病情规范用药。

原因4：应激反应。由于突发事件，精神受到刺激，体内多种升高血糖的激素（如肾上腺素、生长激素等）水平明显增高，也会导致全天血糖偏高。急躁、心事过重，或外伤、感染、皮肤过敏、伤风感冒、咳嗽发热等也会引起全天的血糖偏高。

治疗：应多学习糖尿病防治知识，客观、辩证地认识事物，及时检查身体，有病及时治疗，缓解情绪。

杨万瑞

胰岛素是个"娇气包"

小档案

　　杨万瑞，用胰岛素2年多，刚开始被"娇气"的胰岛素搞得手足无措，学习了一些知识后，了解了胰岛素的"脾气"，也知道了该如何"宠"胰岛素。

患者故事

　　胰岛素是糖尿病患者常用的药物之一，然而它跟其他降糖药物不一样，它特别"娇气"，咱们得"宠"着它，它才能好好工作，才能及时准确地调节血糖。

温度过高不行

　　去年夏天，我的胰岛素一直处于30℃左右的高温环境中。使用的时候，问题就来了，我按时注射，可血糖就是降不下来。我只好加量，由原来的8个单位增加到10个单位，后来又增加到12个单位，仍然降不下来。通过学习胰岛素知识，我知道了胰岛素其实是很娇气的，它对温度的要求很苛刻，于是我认识到了对它用心呵护的重要性。

　　我用的是甘精胰岛素，在我家附近的医院和药店买不到，我每次都要去市内购买，往返一般需要一天时间。如果气温高，在从医院或药店买完回家的途中，就得让它躺在专用的"空调包厢"里。我给它预备的"空调包厢"是一个装有几瓶冰冻矿泉水的袋子，把胰岛素用毛巾裹起来安放在中间，让它既凉快又不会结冰。

　　回到家后，我还要给它选择一个适温、安静的"卧室"。家中不同季节的温度不同，不同位置的温度也有很大差异。对于尚未启用的胰岛素，我把它安置在冰箱的冷藏室内。冰箱的冷藏室也是一个大环境，各个部位的温度也是有差别的：门上的温度一般在10℃左右，最里边有时会结霜，温度可低至0℃左右，而中部的温度则可保持在5℃左右，最适合做胰岛素的"卧室"。

　　已启封的胰岛素，我会把它放置于避开阳光照射、远离家用电器、通风凉爽的位置。不过室温超过25℃时，就需要把它放在冰箱冷藏室的门上。

　　另外，我还给它配备了一个温度计贴身陪伴，这样，我就能随时知道这个"娇气"

的宝贝住得是否安逸。如果冰箱冷藏室一次塞进许多常温的东西，里面的温度就会随之上升。为了防止胰岛素受到影响，我会把欲冷藏的食物先放进冷冻室冻一会儿，待其温度降至冷藏室的温度时，再将其移到冷藏室做胰岛素的"邻居"，这样它们在一起就会"相安无事"。

晃动、磕碰都不行

胰岛素不光对温度有要求，它还喜欢平静，经常剧烈地晃动、碰撞和颠簸会破坏它的结构，严重时甚至会使它完全失去疗效。所以在外出途中我总是把它带在身边悉心照料。不论坐火车，还是坐飞机，我都不会把它装在托运的行李中，以免温度变化和摔打对它造成伤害。一到家中我就让它躺在"卧室"里，并尽量减少开关冰箱门的次数。必须开关冰箱门时，我也都轻开轻关，不用力摔门。

温差过大不行

已开封的胰岛素，如果因室温高而被安放在冰箱冷藏室门上，那么使用的时候应该先取出来放在室温下缓一会儿再注射，否则容易导致疼痛。

还有，注射拔针时角度不当，它会乘机"溜"出来。所以拔针时要保持进针时的角度，拔针后立即用棉球压住针眼，这样它就不会跟着"溜"出体外了。注射长效胰岛素后不能按摩注射部位，否则患者容易出现低血糖，同时患者还要避免剧烈运动。

专家有话说 胰岛素的那些事儿

糖友对胰岛素一定是既熟悉又陌生的。熟悉的是早就听闻胰岛素的大名，陌生的是关于胰岛素还有很多疑问，比如说打胰岛素会不会上瘾？打胰岛素时是不是很痛？打胰岛素是不是容易发生低血糖？胰岛素治疗的费用是不是很高？

下面跟大家聊聊胰岛素的那些事儿。

什么是胰岛素

胰岛素是由胰岛 B 细胞分泌的一种蛋白质激素，是机体内唯一一种降血糖的激素，同时可促进糖原、脂肪、蛋白质的合成。

正常人体内胰岛素的生理分泌分为两个部分，基础状态分泌和餐时爆发分泌。基础状态分泌指胰岛素全天持续分泌；餐时爆发分泌指在每次进餐后出现一个分泌高峰。一个正常人每天的胰岛素分泌量为 50 个单位左右。

对 1 型糖尿病患者来说，由于体内胰岛素绝对缺乏，因此必须采用外源性的胰岛素治疗来控制高血糖。对 2 型糖尿病患者来说，由于内源性胰岛素分泌不断减少，胰岛素治疗可以更有效地控制高血糖，早期应用胰岛素治疗则可以改善胰岛的 B 细胞功能。

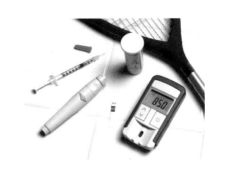

胰岛素按照来源和化学结构可分为：动物胰岛素、人胰岛素、胰岛素类似物。常见的人胰岛素有诺和灵、甘舒霖、优泌林系列；常见的胰岛素类似物有诺和锐、诺和平、来得时、长秀霖等。

按作用时间可分为：速效胰岛素类似物、短效胰岛素、中效胰岛素、长效胰岛素（包括长效胰岛素类似物）和预混胰岛素（预混胰岛素类似物）。常见的速效胰岛素类似物有诺和锐；短效胰岛素有诺和灵 R、甘舒霖 R；中效胰岛素有诺和灵 N、甘舒霖 N；长效胰岛素类似物有来得时。

关于胰岛素的认识误区

❗ 误区一：口服降糖药比注射胰岛素好

糖尿病是慢性疾病，必须长期使用药物。胰岛素虽然无肝肾毒性，但必须每天扎针，甚至每天要扎好几针，这种痛苦往往让新糖尿病患者不容易接受，无法坚持规范地使用胰岛素，这将直接影响其血糖控制效果。而口服药物价格相对便宜，相对于每天注射胰岛素来讲，更容易让新糖尿病患者接受，从而能够更好地坚持下去。

糖尿病患者判断用药方案的好与坏，只有一个标准，那就是血糖是否稳定。无论是口服药物，还是注射胰岛素，究竟哪种方案好，只是一个相对的概念，而非绝对的概念。要知道，没有最好，只有最适合。

❗ 误区二：所有的糖尿病患者都要注射胰岛素

不是所有类型的糖尿病患者都要注射胰岛素！

那么，哪些糖尿病患者需要注射胰岛素？

（1）所有 1 型糖尿病、妊娠糖尿病、继发性糖尿病的患者，以及难以分型的消瘦糖尿病患者。

（2）初次诊断为糖尿病且血糖过高的糖尿病患者。

（3）口服两种或两种以上较大剂量的降糖药物，但血糖控制仍不达标（糖化血红蛋白 > 7%）的糖尿病患者。

（4）有急性并发症的糖尿病患者，如有高渗性高血糖状态、乳酸酸中毒、糖尿病酮症酸中毒的糖尿病患者。

（5）处于应激状态下，如有严重的感染、创伤、手术、急性心肌梗死、脑血管意外等情况的糖尿病患者。

（6）肝肾功能不全的糖尿病患者。

当然，需不需要注射胰岛素治疗，医生会根据患者的病情来制订合理的治疗方案。

ⓘ 误区三：打胰岛素会上瘾

糖尿病患者使用外源性胰岛素只是"缺啥补啥"，无成瘾性。

胰岛素是一种人体自身产生的蛋白质激素，是身体不能缺少的，当体内绝对或相对缺乏胰岛素时，必须及时补充。或者说，胰岛素不是"药"，它只是身体内的一种物质，它没有毒性，也不会让人成瘾。在使用胰岛素一段时间后，患者的胰岛 B 细胞得到了休息，又同时解除了高葡萄糖对胰岛 B 细胞的毒性作用，使病情得到了控制。少数患者可以在停用胰岛素后，通过饮食、运动、口服药物达到控制血糖的目的。而大部分患者则可以调整为较少剂量的胰岛素（如每日两次的优化治疗方案），以达到延缓胰岛 B 细胞功能衰竭、防止或减缓并发症的发生和发展、真正提高患者的生活质量的目的。

ⓘ 误区四：注射胰岛素很痛

担心大可不必，注射胰岛素的疼痛感比测血糖轻多了。目前胰岛素的注射针头又短又细，最细的才 4mm（和头发丝一样细），而且表面涂有一层润滑油，减少了注射时的阻力。只要规范注射，患者基本上没有疼痛的感觉。

ⓘ 误区五：注射胰岛素容易发生低血糖

只要严格按照胰岛素的使用方法操作，低血糖是可以避免的。

使用胰岛素虽然非常安全，但是由于对操作技术要求相对较高，所以仍会有小部分患者由于操作不当、进餐不合理、运动过度未调整剂量、空腹饮酒等情况而出现低血糖。

如出现虚汗、无力、心悸、饥饿感、烦躁症状时，要考虑到低血糖的可能，这时有条件的患者应该用血糖仪等测一下血糖，如血糖 ≤ 3.9mmol/L 即为低血糖，应立即进食果汁、巧克力等食物。然而很多人的血糖尚在正常范围时便已经有低血糖症状（症状性低血糖），如果考虑血糖还有继续降低的可能，也可以立即进食含糖食物，如面包、饼干等，以缓解低血糖症状。

ⓘ 误区六：胰岛素是最后一招，越晚用越好

很多人都认为注射胰岛素是黔驴技穷时保命的最后一招，不到万不得已不要用。实际上这是错误的。在治疗糖尿病时应听从医生的建议，根据病情需要使用胰岛素。使用胰岛素一方面可以使血糖控制及早达标、减少远期并发症的发生，还有助于保护残余的胰岛 B 细胞的功能，从而延缓糖尿病的发展。

⚠ 误区七：胰岛素治疗费用很高

实际上，我国 2 型糖尿病患者每年的医疗费用有 80% 用在了治疗并发症上。而适时合理地使用胰岛素，可以大大延缓并发症的发生，节约未来的医疗费用。至于使用胰岛素的费用，具体要看使用多少剂量、使用哪种牌子来定。现在市场上有很多胰岛素，国产的、进口的都有，国产的一般相对便宜些。

⚠ 误区八：胰岛素可以口服

因为胰岛素是一种蛋白质分子，它在消化道中会很快地被降解破坏掉，无法进入血液起效，所以患者只能采用直接注射的方式补充胰岛素。虽然现在有报告称国外正在研制口服胰岛素，但要真正投入临床使用，还有很长一段路。

关于胰岛素的使用误区

⚠ 误区一：注射部位跟着感觉走

人体适合注射胰岛素的部位是腹部、手臂前外侧、大腿前外侧和臀部外上 1/4 处。主要是因为这些部位下面都有一层可吸收胰岛素的皮下脂肪组织，而且没有较多的神经分布，注射时不舒适的感觉相对较少。不同注射部位对胰岛素的吸收速度不同，其中腹部最快，臀部最慢。

腹部是胰岛素注射优先选择的部位，其胰岛素吸收率达到 100%，吸收速度较快且皮下组织较肥厚，能减少注射至肌肉层的风险，最容易进行自我注射。

手臂的皮下层较薄，注射时必须捏起皮肤，因此不方便自我注射，可由他人协助。手臂的胰岛素吸收率为 85%，吸收速度较快。

大腿较适合进行自我注射，但皮下层很薄，需要捏起皮肤注射，胰岛素吸收率为 70%，吸收速度慢。大腿内侧有较多的血管和神经分布，不适宜注射。

臀部皮下层最厚，注射时可不捏起皮肤。但由于臀部的胰岛素吸收率低、吸收速度慢，一般较少使用。

若注射部位参与运动，会加快胰岛素起作用的速度，因此打球或跑步前不应在手臂和大腿注射，以免过快吸收引起低血糖。腹部注射一般不受四肢运动影响。

⚠ 误区二：注射部位不轮换

胰岛素注射部位需要轮换，否则容易引起皮下脂肪组织增生，影响吸收。部位轮换可以遵循以下几点。

（1）不同注射部位间的轮换：为确保胰岛素吸收速度、吸收率的一致性，避免血糖出现较大波动，切勿混淆注射的区域和时间，如白天餐前短效胰岛素或胰岛素类似物选择腹部注射，而睡前的中长效胰岛素选择大腿或臀部注射。

（2）部位对称轮换：可以左边一周、右边一周，或者一次左边、一次右边轮换注射。

（3）应从上次的注射点移开至少1厘米进行注射，尽量避免在一个月内重复使用同一个注射点。

⚠ 误区三：注射深度无关紧要

正确的胰岛素注射应是皮下注射，且要根据不同的胰岛素注射针头长度、不同的注射部位，采取不同的注射手法！

在清洁双手、消毒皮肤后，轻捏皮肤，针与皮肤呈45°～90°刺入。目前主张的注射方法为针与皮肤呈90°刺入，较瘦的患者或儿童患者可适量减小注射角度。

注射太深至肌肉层的危害：胰岛素的吸收速度加快，导致血糖波动大，而且疼痛感较强。

注射太浅至表皮层的危害：可能导致注射部位胰岛素渗出、疼痛，出现无菌脓肿，也可能会增强胰岛素的免疫反应。

那么如何判断是否注射在皮下呢？一是疼痛感较少，即使是轻轻摆动针管，也不会觉得太疼；二是拔针后渗血较少。

⚠ 误区四：针头重复使用

因操作容易、剂量准确、携带方便，胰岛素笔越来越普遍，极大地方便了糖尿病患者。但是胰岛素笔注射针头属于一次性用品，对一些经济困难的家庭来说有一些压力，目前普遍存在重复使用问题，令人担忧。胰岛素笔注射针头重复使用的危害包括以下几点。

（1）针头折断：为了减轻注射时的疼痛，胰岛素笔的注射针头非常细，并且是按照一次性使用标准生产的，重复使用容易导致针头在体内折断。折断的针头会在体内游走，不易取出，严重威胁患者健康。

（2）针头堵塞：使用过的针头、针管内会有残留的胰岛素结晶，反复使用会堵塞针头，影响下一次注射。

（3）注射疼痛：在显微镜下，我们可以明显观察到，重复使用会使针尖出现毛刺、弯曲和倒钩，这会导致注射部位出血、擦伤，还会加重疼痛感。

（4）皮下组织增生或形成硬结：重复使用变形的针头会造成皮下组织有微型创伤，时间长了会导致皮下组织增生或形成硬结，使胰岛素的吸收率下降、吸收时间延长，加大控制血糖的难度。

（5）注射部位感染：重复使用后，空气中和针尖上的细菌可通过针管进入笔芯，既污染了药液，也增加了局部感染的风险。

（6）影响胰岛素的浓度和注射剂量：如果注射后不卸下针头，当患者将注射笔从凉爽的地方带到温暖的地方（比如夏季出门，或冬季进入有暖气的大楼）时，针管里的胰岛素会膨胀从针头溢出，导致混合胰岛素的浓度改变。反之，当患者将注射笔从温暖的地方带到凉爽的地方时，胰岛素体积收缩，使空气进入针管产生气泡，可能导致注射后漏液，会影响注射剂量的准确性。

因此，为了您的身体健康，请勿重复使用胰岛素笔注射针头。此外，胰岛素笔注射针头丢弃前应将针头盖帽或放于加盖的硬塑料或金属容器中，标明"不可回收"，防止混入生活垃圾中而增加他人扎伤和感染的危险。

❗ 误区五：用碘伏消毒注射部位的皮肤

消毒应用酒精，注意不能用碘伏，因为胰岛素中的氨基酸遇到碘后会变性，从而影响胰岛素的效果。

❗ 误区六：注射后马上拔针

在注射后，针头应留在皮下10秒钟以上，这样可以确保正确的剂量注入，并且阻止身体内的血液或其他液体流入针头内。

❗ 误区七：混浊的中效或预混胰岛素未摇匀直接注射

透明的速效、短效、长效胰岛素不用摇匀。混浊的预混或中效胰岛素则需在注射前摇匀，上下翻动10余次，直至胰岛素转变成均匀一致的云雾状白色液体后方可注射。

❗ 误区八：胰岛素一定要放在冰箱里储存

未开封的胰岛素：可放在冰箱里冷藏，温度在2~8℃。初次使用之前需取出待其回温后使用。可保存到包装盒上注明的保存日期。

开封使用的胰岛素：不需冷藏，保存在室温(25℃以下)下，避免日晒，开封后4~6周用完即可。

乘飞机时，请随身携带，不要放入行李中托运。离开车辆时，也应随身携带，避免留在车中。避免剧烈震荡。在室外温度过高或过低时，外出建议使用保温袋。

综上所述，对于胰岛素，我们既不能"避如蛇蝎"，也不用"奉若神明"，只要正确认知、合理使用，就能用好胰岛素，让它成为帮助我们战胜糖尿病的利器。

史文春

胰岛素注射的体会

小档案

史文春,患2型糖尿病多年。闲暇时,喜欢参加糖尿病教育活动。活动参加多了,自然也就积累了很多知识。

患者故事

很多糖友都和我一样是用胰岛素治疗的。现在有很多关于胰岛素治疗的教育活动。刚用胰岛素时,这些活动我全都参加,也确实学到了不少好方法,可是在胰岛素应用过程中还是不能得心应手。于是我不断尝试,终于在实践中摸索出了一套比较好的方法,希望和广大糖友分享。

胰岛素注射五要点

(1)胰岛素注射笔和针头只能自己用,一定不要和其他患者分享。别的患者来借时,可千万别装大方,也别不好意思拒绝,不然会害人又害己。

(2)同一品牌的胰岛素只能和特定的注射笔搭配使用。比如要注射诺和锐,就只能使用诺和笔;要是注射甘精胰岛素,那就要用得时笔,这个是不能混用的。

这与血糖仪和试纸要配套是一样的道理。用三诺的血糖仪,就不能用罗氏的试纸。

(3)每次注射前及更换针头后,为了保证药液通畅并排除残留在管里的空气,要先排气。推按注射笔按钮,确保有至少一滴药液挂在针头上。

(4)注射结束后,针头要在皮下停留10秒,不然拔出针头时会把药液带出。若是注射胰岛素的剂量比较大,那还要多停留一段时间。

(5)为了防止空气和其他杂质进入针头中,注射结束后应用针帽盖住针头,并将针头拔下丢弃。可千万别为了省点小钱而不舍得扔针头。重复使用针头不仅会导致注射疼痛、容易感染,还会使皮下组织增生或形成结节,影响治疗效果。

胰岛素注射五步骤

(1)注射前洗手。注射前应用肥皂将双手洗净,以免污染注射器具。

(2)混匀胰岛素。为使胰岛素混悬液均匀地注入体内,在注射前应先将装有笔芯的胰岛素注射笔上下晃动10次。然后两掌相对,把注射笔夹在两掌之间,两手掌上下交错，使注射笔来回滚动 10 次。需要注意的是，注射笔在两掌间滚动的时候，要确保注射笔在快速转动的状态下不会飞出手心。

（3）安装针头与排气。在安装针头与拔下针帽时，用力的方向都要与胰岛素笔平行，以免折弯针头。在注射前先将剂量调节旋钮调至 1~2 单位，针头向上直立，手指轻弹笔芯数次，使空气聚集在笔芯的最上面，然后轻轻按压注射键，直至有一滴胰岛素挂在针尖上为止。

（4）选择注射部位。注射时优先考虑腹部，注射前应先消毒，等酒精挥发后再进行注射。如果有急事，也可以不等酒精挥发完就注射，只不过这样注射会感到疼痛。注射点应左右轮换，两个注射点之间应留有一定的距离。同时应避免 1 个月内连续在同一点注射。

（5）快进慢推留针。注射时，进针要快，然后缓慢推动注射键，推到底后留针 10 秒再拔出。

注射后胰岛素顺着针孔往外漏是一件让人非常头疼的事。首先，胰岛素是按量注射的，漏出后就无法被人体吸收利用，血糖控制就难以达标；其次，胰岛素价格不菲，漏出的胰岛素被浪费掉了，这也变相加重了患者的负担。

为了防止漏液，聪明的糖友会让针头在皮下多停留一会儿，那究竟停留多长时间为好呢？根据我的经验，注射后针头在皮下停留 10 秒刚好，10 秒钟的时间足够皮下的毛细血管把注入的胰岛素带走，这样提起注射笔时就不会带出胰岛素了。

消毒做到三个"十"

注射结束后，可不是不漏液就万事大吉了。糖友血液"很甜"，容易使伤口破溃、感染，所以消毒的程序可千万不能省。不知道有没有糖友用消毒棉球以画圈法消毒的，这种方法我没试过，如果效果不错欢迎交流经验。我的消毒方法和抽完静脉血用棉球压迫止血的方法一样，就是把消毒棉球压在针孔处（不要揉），内心数 30 个数（3 个"十"），既能消毒，又可以防止胰岛素外漏，一举两得。

这些都只是我的个人经验，靠着这些经验，这些年来我的血糖一直控制得不错，所以我把它们写出来与大家分享，希望能帮到大家。

专家有话说

史老师注射胰岛素的体会很实际、很有用，因为糖尿病是慢性病，很多糖友要长时间注射胰岛素，所以更需要注意细节，用心总结，用好胰岛素这个"武器"。

患者病情不同，使用的胰岛素种类也不同，多人共用一个胰岛素注射笔不仅不利于病情的控制，还容易出现交叉感染，如感染乙肝、艾滋病等传染性疾病。

杨兆春

注射胰岛素，"针"重要

小档案

　　杨兆春，2011 年被诊断为糖尿病前期，后发展为糖尿病。刚开始他采用饮食控制，后来加用药物，不久后换胰岛素注射治疗。

患者故事

　　俗话说："福无双至，祸不单行。"在经历了丧妻之痛、车祸之灾后，我又患上了糖尿病。在用胰岛素治疗的初期，我早、中、晚三餐餐前各注射 2 个单位。注射后，我的血糖一下子从 8.0~8.5mmol/L 降到了 4.1~4.2mmol/L。我想，以前只是从书本和杂志上了解过胰岛素降糖效果显著，没想到这么灵。

　　此后一段时间，我的血糖虽然有变化，但总体比较平稳；胰岛素注射剂量有所增加，但幅度不太大。

　　转眼到了 2011 年 5 月，我忽然发现，我的血糖好像控制不住了，胰岛素注射剂量不断加大。我一下就慌了神，搞不清怎么回事，连忙到医院问医生。医生建议我根据病情及时调整胰岛素的使用剂量。

　　胰岛素帮助我控制住了病情，所以我对它信赖有加。但是，单单确定了正确的剂量还不行，还需要规范的注射才能使胰岛素发挥最佳效用。本来我一直使用 31G×6 毫米针头，2012 年 10 月 21 日那天，我家中的针头刚好用完，于是便向朋友借了 10 盒进口的 31G×5 毫米针头。我心想，5 毫米针头比 6 毫米针头只短 1 毫米，注射时痛苦会少一点，而且针的质量很好，价格还便宜，何乐而不为？

　　因为是第一次使用 31G×5 毫米的针头，所以换针头后我连续测了早、中、晚三餐后的 2 小时血糖，结果让我大吃一惊。我的血糖从 4.8mmol/L、7.0mmol/L、6.1mmol/L 上升到 6.9mmol/L、9.8mmol/L、8.7mmol/L。于是我赶紧到医院买来配套的针头。连着用了两天，我又测了一次血糖，血糖回到了原来平稳的状态。

　　看了上面的事，您可别以为我是让您一定要用原装的针头。常言道："不管白猫黑猫，能捉到老鼠的就是好猫。"注射胰岛素也是这样的，不管原装针头，还是其他针头，能帮助患者控制好血糖的，就是好针头。

随着病情的变化，医生把我的短效胰岛素换成了长效胰岛素。我换用的胰岛素虽好，和胰岛素配套的注射笔和注射针头却真的是令人不敢恭维，不仅操作烦琐，还不利于控制血糖。自从换了新的注射工具，我的血糖就开始变得不稳定。我没办法更换注射装置，于是便更换了注射针头。

我特意留心观察了更换针头前和更换针头后的血糖控制情况。换完针头，血糖控制情况真的得到了改善。所以，患者平时在注射胰岛素时要留心观察，不仅要找到最适合自己的胰岛素治疗方案，还要找到最适合自己的注射装置和注射针头。而要做到这些，离不开定时监测血糖。

专家有话说 **选择适合自己的胰岛素注射针头**

针头是胰岛素注射的终端，是确保糖友每天有效注射胰岛素的最后一环。胰岛素治疗是个长期过程，选择合适的针头长度，对长期有效控制血糖有着重要的影响。

针头长度对胰岛素吸收有影响

人体不同组织对胰岛素的吸收存在差异。当患者在皮下注射胰岛素后，吸收高峰出现在注射后的 1~2 小时后，吸收曲线的上升和下降较为平缓，胰岛素的作用较为稳定、持久。而在肌肉注射后，胰岛素的吸收特征则截然不同：峰值出现过早，胰岛素的作用消失过快，不能持续应有的时间。胰岛素是被注入了皮下还是肌肉中，很多时候取决于针头的长短。因此，选择长度合适的针头至关重要。

儿童注射针头长度不得超过 6 毫米

对于儿童和青少年来说，推荐使用长度为 4 毫米、5 毫米或 6 毫米的针头。大多数儿童和青少年使用 4 毫米针头时可以不捏皮，以 90° 垂直进针；对于身材较瘦或选择四肢部位进行注射的儿童和青少年患者，当选用 5 毫米或 6 毫米的针头时，为避免肌肉注射，需捏起皮肤，或以 45° 进针。

成人注射针头长度不得超过 8 毫米

4毫米、5毫米和6毫米针头适用于所有成人，包括肥胖的人，并且在注射时通常无须捏起皮肤，特别是4毫米针头。成人采用较短针头（4毫米、5毫米和6毫米）注射时，应使针头与皮肤表面呈90°垂直进针；在四肢或脂肪较少的腹部进行注射时，为防止肌肉注射，可捏皮注射；使用6毫米针头时，可以采用捏皮注射或45°进针注射。一般不推荐使用长度超过8毫米的针头。如果使用长度≥8毫米的注射针头，为避免肌肉注射，应捏皮注射或以45°进针注射。

选择针头长度推荐表

针头规格	舒适度	降低注射到肌肉的风险	降低推注力	目标人群	是否捏皮	进针角度
32G×4	好	好	较好	儿童/青少年	否	90°
				成人	否	90°
31G×5	较好	较好	好	儿童/青少年	是	90°
				成人	大多数人不需要，消瘦者需要	90°
31G×8	较好	一般	好	儿童/青少年	是	45°
				成人	是	90°
					否	45°

注：针头的粗细一般用英文字母G表示，G前面的数值越大，代表针头越细。如31G的针头比30G更细一些，32G的针头就比31G更细。针头的长度用毫米表示，粗细和长度的搭配就构成了针头的规格，比如30G×8或32G×6。在医生和护士的指导下，患者可以根据自己的需要选择合适的规格。

咖啡姐

我用胰岛素泵的那些事儿

小档案

咖啡姐，北京市糖尿病防治协会副理事长、秘书，患1型糖尿病41年，没有并发症。她常年致力糖尿病防治公益活动，是中国首位国际"巴肯奖"的获得者。

戴泵患者吃零食的学问

戴上胰岛素泵，是不是可以使患者既能大饱口福，又不会出现血糖紊乱呢？答案当然是肯定的，前提是得掌握知识和技巧。

大多数糖尿病患者在佩戴上胰岛素泵后，血糖趋于平稳，胰岛素的用量也会随之减少10%~30%。此时，一些糖友常常抵挡不住美味的诱惑，在一日三餐之外随意添加零食、水果，以为大不了就是多按两下泵，多打点胰岛素！哪知道，这样持续一段时间后，血糖又会开始波动，体重也会增加。

糖友吃零食是个大学问。首先糖友要知道哪些零食可以吃，哪些只能浅尝辄止，哪些最好敬而远之。比如水果，因为富含维生素和矿物质等，在病情稳定的情况下，每天适当吃点是有益健康的。又比如核桃、花生等干果类零食，如果是青少年糖友，或血脂正常的糖友，吃点可健脑强身。诸如巧克力、糖果、雪糕之类的零食，营养不多，除非用它替换正餐中的主食，或在出现低血糖时用来救急，平时最好能不吃就不吃。

那么，需要加餐时该怎样调节胰岛素泵呢？

如果吃的是干果，最好不要一下加几个单位的胰岛素。我有个糖友很喜欢约上三五个好友边嗑瓜子、花生边谈事，如果快速输注一个或几个单位胰岛素可能会增加低血糖的发生风险。但如果不补充胰岛素，过几个小时又会出现高血糖。

应对窍门是调节临时基础率。比如将临时基础率增加到150%，设置2~3个小时。因为这些干果富含油脂，其升高血糖的作用缓慢、持久，所以可用增加的基础率来使胰岛素作用缓慢而温和。

我还有个小糖友，她每天 10:00 和 15:00 都会有加餐，上午通常是酸奶和小饼干，下午则是水果或小点心等。她可以把早餐的主食量减少 1/4~1/3，同样早餐前胰岛素的量也需要相应减少一些，减少的胰岛素在 10:00 加餐时输入。在下午加餐时也采用同样的处理方法。

另外，糖友如果能清楚地了解零食的血糖生成指数就更好了。或者可以自己做个小测试：先测下血糖，然后吃下这种零食，在吃完第 1 个小时和第 2 小时后，分别测一下血糖，记录下数值，就能知道它对自己血糖的影响了。以后再吃这种食物时，就知道该如何加减胰岛素了。

使用胰岛素泵最大的特点就是灵活方便，但必须运用得当才能保证血糖控制平稳。但要真正做到，糖友还要不断学习，只有这样才能很好地掌握调节技巧。

戴泵患者如何洗澡

经常听到戴泵的患者抱怨：过去除了刚打完胰岛素时不方便，其他时间想泡澡就泡澡，淋浴时想淋多久都行。可现在身上多了个附属装置，一到洗澡时就很担心。虽然说购买的泵为全防水设计，贴在身上的输注针头和连接导管也有防水胶膜保护着，可洗的时候还是战战兢兢的，总怕稍有不慎针眼就会进水。另外，装在泵里的胰岛素让这冒着热气的水冲半天，会不会失效呢？其实解决这些问题并不难，但也确实需要一些技巧。

1. 防水胶膜应用技巧

烈日炎炎，洗澡的次数比较多。一些设计良好的胰岛素泵，其本身防水性能较好，而且还专门配备了防水套，如果不想在每次淋浴时都取下泵，那么这样的泵是不错的选择，但要注意保持皮肤上针孔部位的干燥。

要想让针孔周围也防水，最简单的办法就是用防水胶膜（胶布）。防水胶膜分不同品种和规格，有普通型、低敏感型等。年龄较小或皮肤敏感的糖友可以选择低敏感型的，它的刺激性较小，长时间粘贴也不会引起不适。

在用防水胶膜时要注意，用酒精清洁皮肤后要等擦拭部位完全干燥后再贴上，特别是贴膜边缘不要抻拉过紧，以防引起皮肤红痒等过敏症状。还可以在皮肤与胶膜接触的四周涂抹一些润肤油来增加舒适感。

2. 快速淋浴技巧

快速淋浴时，可以将一块干净的大毛巾叠成方块覆盖在针孔部位，并用一只手紧紧按住快速冲洗，这样淋浴流下来的水会被干毛巾吸收。也可以将一个儿童用的硅胶碗紧扣在针孔部位并将导管拉向下方。硅胶碗柔软，与皮肤的贴合较为紧密，因此不易进水。还要注意水温不可太高，其实用接近或稍低于皮肤温度的水淋浴更有利于健康。这些方法仅适用于日常简单快速淋浴。

洗澡后若发现针孔部位浸水，就需要更换部位。如果糖友因某种原因不便当时更换，那么应急的措施是用提前准备好的、装在小药瓶里的医用酒精滴洒在针孔纸膜上，几分钟后用吹风机吹干，待回家或方便时再及时更换部位。

3. 洗澡时间较长怎么办

一些糖友喜欢泡澡或蒸桑拿，这时需要的时间比较长，因此最好暂时将泵摘下，以保证泵内胰岛素性能的稳定。实在不方便摘泵时，最好用冷毛巾包裹住胰岛素泵，也可以起到一定的防护作用。

最后建议糖友，戴泵洗浴时记住这样的原则：时间短，水温低，灵活掌握没问题！

天热时如何使用胰岛素泵

糖友戴上胰岛素泵后，应时刻注意泵的合理使用及维护，以避免意外情况发生。夏季，糖友出汗多，又可能进行游泳运动，这种情况下应该如何好好看管泵呢?

（1）注意隔热。在炎热的天气外出时，胰岛素泵外面最好包裹一层铝箔之类的可以隔绝热传导的东西，外面再用衣服遮蔽。

（2）皮肤要保持干燥。在闷热、潮湿的夏季使用胰岛素泵时，应先用酒精棉签清洁皮肤，等擦拭部位完全干燥后再贴上防水胶膜，以防止针孔进水。在插入输液器之前，可以在皮肤上喷些止汗剂。如果这些措施都不起效，建议使用强效黏合剂或保护伤口的透明敷料。另外要注意，在使用动态血糖监测仪之前一定要使皮肤完全干燥，否则会影响测试结果。

（3）出汗较多时要防止胶膜脱落。出汗多的话，皮肤潮湿，固定针头的胶膜很容易脱落，造成针头脱出。所以，最好选用防水胶膜，并且要多注意检查胶膜的固定情况，避免针头脱出、胰岛素没有输注的事情发生。

（4）游泳前看清防水级别。游泳前要先查看一下自己的胰岛素泵是否具有防水功能，且防水级别是否为 IP×7(表示将胰岛素泵直接浸泡在水下 1 米处 30 分钟，不影响胰岛素泵正常工作)，如果是，可佩戴胰岛素泵直接游泳，但是不能在深水中潜水 (潜水需要用 IP×8 以上防水级别的泵)。

游泳时可将泵直接用腰带固定在泳衣外或直接放入泳衣内，不需特殊的防护外套。

（5）晒日光浴时最好取下泵。如果在强烈的光线下晒日光浴，应该取下泵，暂时停止使用胰岛素泵，改用皮下注射的方法。

（6）出门前检查储药器。每天出门前要检查储药器中的胰岛素是否够一天的用量，如果不够需要提前更换新的储药器。

（7）外出携带胰岛素时应将其放入冰袋。不要让阳光直接照射到备用的胰岛素上。胰岛素应当储存在冷的容器内。

（8）警惕输注器堵塞故障。输注器堵塞是胰岛素泵常出现的故障，可导致胰岛素输注中断，使患者短时间内出现高血糖，处理不当可导致糖尿病酮症酸中毒。当出现堵塞报警时，患者要平卧，家人应仔细检查输注器装置是否扭曲或堵塞，必要时关机，取下胰岛素泵，重新排气后更换注射部位。

专家有话说 **话说胰岛素泵**

胰岛素泵是一种控制血糖的工具，近年来它受到越来越多的关注。但是它价格高昂，大多数患者对其望而却步，因此它充满了神秘感。下面我将揭开胰岛素泵的层层面纱，使您对它有一个直观而正确的认识。

什么是胰岛素泵

其实，这个长得像 BP 机的胰岛素泵并不神秘，它只不过是一种由微电脑控制的胰岛素输注装置。它的优势是能够将输注到人体内的胰岛素分为基础胰岛素和餐时胰岛素。基础胰岛素为 24 小时持续输注，通过人工调节可以模拟生理基础胰岛素需求（即人体自身对胰岛素的正常需求）。餐时胰岛素可以按键输入，简单、灵活、方便。

什么样的人需要胰岛素泵

简单地说，所有需要胰岛素治疗的患者都可使用胰岛素泵。一般来说，佩戴胰岛素泵分为短期（临时）应用和长期应用两种。

短期应用的适用范围很广泛，如高血糖的强化治疗期，有糖尿病急性并发症、妊娠糖尿病或处于围手术期的患者均可使用。

长期应用一般适用于：①1 型糖尿病患者；②血糖不易平稳控制且需要胰岛素治疗的 2 型糖尿病患者；③对血糖控制和生活质量要求较高的糖尿病患者。

初始佩戴胰岛素泵要注意什么

1. 应先明确是否适合佩戴胰岛素泵

虽然胰岛素泵的血糖控制效果毋庸置疑，但对于那些应用简单的药物就能够控制好血糖的患者，一般不推荐佩戴胰岛素泵。

2. 使用胰岛素泵的方便性

不同的患者对方便性的认识差别很大。有些患者觉得使用胰岛素泵就不需要每日多次扎针是方便。

但有些患者觉得全天24小时都要在身上佩戴一个装置，无法进行一些活动量大的运动，反而给生活带来了极大的不便。

所以，如果你想购买胰岛素泵，就去有胰岛素泵的医院，亲身体会一下佩戴胰岛素泵的感觉，这比听人介绍管用得多。当然，对于1型糖尿病患者、血糖不易控制的患者，为了达到良好的血糖控制效果，还是应尽量使用胰岛素泵。

3. 自身经济状况

长期佩戴胰岛素泵，除了日常使用胰岛素的费用，还包括购买泵的一次性费用，以及管道、储液器、胶膜等消耗品的费用。这些消耗品每月的费用少则二三百元，多则上千元。因此，佩戴胰岛素泵所需的支出也是必须考虑的。

回家戴泵治疗期间有哪些注意事项

选择长期佩戴胰岛素泵的患者，首先需要熟练掌握胰岛素泵的操作方法。

（1）餐前大剂量注射方法。这是胰岛素泵最常用也是最基本的操作。

（2）如何更换管道和药物。胰岛素泵每3~7天就需要更换管道，根据胰岛素的使用量也需要经常更换药物。

（3）针头植入的部位和方法。明确知道身体哪些部位可以植入针头，然后根据自己的情况选择合适的部位植入。

（4）报警的种类和处理方法。在胰岛素泵的使用过程中，胰岛素泵在堵管、药量不足、电池电量不足等情况出现时都会报警，只有熟练地掌握各种突发情况的处理方法，才不至于在胰岛素泵报警时手忙脚乱。

掌握了以上基本知识后，患者还要逐步学习不同情况下如何追加胰岛素、临时基础率的应用和餐前大剂量向导等高级功能。一般胰岛素泵厂家在销售过程中会提供培训，以使患者能掌握这些高级功能，因此选择能提供优质售后服务的品牌也是十分重要的。

什么是临时基础率

基础胰岛素为 24 小时持续输注，其数值被称为基础率，设置好后不需要经常更改。但在运动、生病及女性经期时应当短时间地改变基础率，以避免血糖升高、病情恶化或发生低血糖，此时的数值即为临时基础率。

什么是大剂量向导

一些智能的胰岛素泵可通过进食碳水化合物克数、胰岛素敏感系数等自动计算进餐时所需的胰岛素剂量，此功能称为大剂量向导。

监测血糖是十分重要的，在血糖波动较大的情况下，每天至少监测 4~6 次；随着血糖逐步平稳，血糖监测次数可逐步减少到每天 1~2 次；在生活规律的情况下，每周监测 3~5 次；在饮食习惯和生活方式变化较大的情况下，随时监测血糖变化。要时刻保留厂家的售后电话和医生的电话，以便在紧急情况下联系。

不同年龄的患者需要特别注意的地方

完全具有自我管理能力的成年人需要树立"只有自己最了解自己的病情"的观念。在血糖监测和胰岛素泵的应用过程中逐步寻找血糖变化的规律，自己掌握胰岛素泵的应用方法，做好自己的医生。

儿童和生活不能自理的老年人则不能由自己操作胰岛素泵，一定要有专人照顾，避免因设置胰岛素剂量等操作出错误而带来无法挽回的后果。

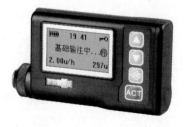

马文品

袜子破了就应该扔，不要补

小档案

　　马文品，82 岁，曾是北京市自行车队专业运动员。他患 2 型糖尿病 20 多年，目前依然没有任何并发症。

患者故事

　　不知什么时候，我的脚底磨出了一个泡，还有点儿疼，走起路来很不舒服。小区里有位老太太看到我走路不稳当，就建议我去修修脚垫。

　　到了修鞋部，修鞋师傅耐心地给我修脚垫。他边给我修边和我聊天，问我鞋和袜子穿着是否合适？我说鞋子没问题，就是袜子破了一个大洞，我把袜子的洞补好后，又接着穿，可能是缝得不平，走路有点儿磨脚。

　　修脚师傅听后点了点头："你的脚不舒服确实跟穿的袜子有关。"他告诉我，"穿袜子的重要性容易被人忽略。"

　　对糖尿病患者来说，选择一双合适的袜子不但能保护双脚，还可以减轻脚部与鞋子的摩擦，具有吸汗和保护脚的作用。袜子穿破了应该弃掉而不应该修补，以避免缝口处不平而磨坏脚部。

　　之所以不提倡穿有破洞的袜子，是因为破洞可能套住脚趾，会影响脚趾的血液循环。修鞋师傅还跟我说了一些关于穿袜子的注意事项，如糖尿病患者应该穿吸汗、透气性好、浅色或白色的棉质袜子，这样即使脚磨破了，渗出的血迹也能及时被发现。

　　另外，我认为垫鞋垫也特别重要，不仅可以增加舒适感，还能减缓地面对脚的冲击力。我当运动员时，每天训练（做跑、跳等动作），脚容易出汗。那时不能天天刷鞋，于是就多准备了几双鞋垫，轮换着用。这样有助于吸汗和预防脚气生长。后来习惯了，我不管穿什么鞋，都会在鞋里垫鞋垫。

我学针灸按摩时，老师讲："中老年人穿鞋时更要垫上鞋垫，因为随着年龄的增长，脚部会老化，从而引起足弓塌陷，到了一定程度就会出现脚踝关节炎或肌腱炎等，早点用鞋垫就可以防止脚病的发生。"

我建议所有的糖尿病患者，穿鞋时垫上一双合适的鞋垫、穿纯棉的袜子，这样能把不舒服感降到最低。但需要提醒的是，具有预防和保健作用的鞋垫必须量身定做。

专家有话说

关于鞋垫的事情，很多人都觉得是一件小事，但对于糖尿病患者来说，却是一件可以预防糖尿病足的大事。

预防糖尿病足的关键点在于：定期检查是否存在诱发糖尿病足的危险因素；穿着合适的鞋袜；去除和纠正容易引起溃疡的因素。

糖尿病足患者及其家属应每天检查双脚，特别是脚趾间；有时需要他人来帮助检查脚；定期洗脚，洗后用干布擦干，尤其是擦干脚趾间；洗脚时的水温要合适，不高于37℃；不宜用热水袋、电热器等物品直接保暖脚部；避免赤脚行走；避免自行修剪胼胝或用化学制剂来处理胼胝或趾甲；穿鞋前先检查鞋内有无异物；不穿过紧的或有毛边的袜子或鞋；脚部皮肤干燥可以使用油膏类护肤品；每天换袜子；不穿高过膝盖的袜子；一旦有问题，及时找专科医生诊治。

王庆

为预防并发症，糖友冬季一定要避开这3个坑

小档案

王庆，湖南人，73岁，患2型糖尿病15年。

患者故事

10多年前我快退休的时候，单位组织了一次体检。体检时，我被查出了患有2型糖尿病。与我同时被确诊为糖尿病的还有两名同事，当时领导还开玩笑说我们组团生病了。现在想起来才知道，这跟我们生活方式不当、年龄增大、运动减少有关。

我们几个关系还挺好，退休后经常聚在一起打牌、旅游，都不怎么重视糖尿病。直到有一天，我们其中的一位因心肌梗死被送往医院抢救，我们才意识到：糖尿病真的会要命。

从那以后，我们就把聚在一起打牌改成了聚在一起交流"控糖"心得，后来我们一起加入了当地医院组织的病友群，学习了很多经验。我发现很多糖友在冬季都容易出现各种并发症，其中一些并发症的发生跟日常生活方式不当有很大关系。我列举以下3种常见的并发症。

1. 烤火或泡脚导致的糖尿病足

冬天是糖尿病足的高发季节。这个疾病好发于血糖长期较高、年龄偏大、病程较长、伴发有神经病变和下肢血管病变的糖友。

伴有下肢血管病变的糖友一般比较怕冷，其脚部发凉麻木，甚至出现疼痛、间歇性跛行。因此，这些糖友就喜欢通过烤火或泡脚来取暖。

但他们对温度的感知比较迟钝甚至完全感知不到水温，所以即使脚碰到火炉，或水温过高烫伤了脚，他们也可能完全没有知觉。等发现的时候，脚部可能已经出现了溃烂，从而容易出现糖尿病足。

2. 早睡早起导致的心脑血管疾病

早睡早起是一个很好的生活习惯。但到了冬天，早晨气温很低，如果起得过早、过急，糖友就容易出现心脑血管疾病。

因为人在睡觉时，身体也处于"休眠"状态，即血压下降、心率降低、代谢率降低、呼吸减慢等，当人早上睡醒后，身体要从"休眠"状态逐渐转变为"工作"状态，如果醒来后马上起床，而身体还没有适应"工作"状态，人就会出现头晕、心慌、四肢无力等症状。糖友的血糖长期偏高，血管会变得很脆弱，如果早上突然起床可能会导致血压骤然升高，从而更易引发心脑血管疾病。

3. 空调、暖气下的皮肤病

北方有暖气，南方靠空调，这两种依靠提升环境温度来御寒的办法有一个共同的缺点，就是会使空气干燥。很多本身有皮肤病的糖友，到了这个时候就会迎来更加难以忍受的瘙痒。持续抓挠可能会导致伤口难以愈合。

专家有话说

这位糖尿病患者从生活中发现并发症的高危因素，非常好。不过从预防并发症的角度来说，首先还是要把血糖、血压、血脂等因素控制在达标范围内，并定期体检。其次，糖尿病患者还要注意以下几点：

为预防糖尿病足，糖尿病患者泡脚的时候，要用手去试下水温，水温以手能承受的温度为宜。烤火时应注意与炉子保持一定的距离。

早上起床的时候，要遵循3个"半分钟"，即醒来后不要马上坐起，先赖床半分钟；坐起后，不用立马起来，坐在床上半分钟；穿好衣裤后不用立即下床走动，可以在床边坐半分钟。

为了预防皮肤瘙痒，可以：

（1）装加湿器，保持环境湿润。

（2）每晚用温水（不高于37℃）和中性香皂洗净足部，并用柔软的、吸水性强的毛巾轻轻擦干，特别是脚趾间要避免擦破，以防发生微小的皮肤损伤。擦干后在脚上涂上润滑乳或营养霜，充分摩擦，以保持皮肤的柔软性，清除鳞屑，防止干裂。注意：脚趾间不需涂擦。

（3）如果面临皮肤瘙痒问题，要及时去医院皮肤科就诊。

易延有
防治糖尿病足之道

小档案

　　易延有，湖南人，在血糖控制不佳的情况下患了糖尿病足。治好后，他深刻认识到学习糖尿病知识和坚持科学治疗的重要性。

患者故事

　　我今年 64 岁，1990 年因患感冒去医院治疗，没想到被查出患了 2 型糖尿病。那时，我正处于领导岗位，工作繁忙，加上对糖尿病的认识不够，便对自己的健康管理得很不到位，不仅忽视锻炼，吃药也经常间断。

　　直到退休后学习了糖尿病知识，我才深刻认识到"五驾马车"的重要性。可是为时已晚，我已经出现了眼底出血、高血压、冠心病、肾病和周围神经炎等并发症，之后我还得了糖尿病足。当时我以为自己离截肢不远了，没想到，经过医生的精心治疗和妻子的细心护理，我的病不但没有恶化，反而还痊愈了。在这里，我向他们表示感谢，并将自己的做法和体会介绍给广大糖友，以供参考。

　　去年年初的一天晚上，我突发心力衰竭，彻夜难眠，只好坐在摇椅上过夜。第二天早晨，我发现右脚后跟处起了一个鸭蛋大的包，疼痛难忍，无法行走。包一天比一天大，发臭并且变紫、发黑，紧接着右脚大拇指和第二趾也开始长包，并迅速变紫、发黑。我请糖尿病专家杨医生上门诊治。他说："这是典型的糖尿病足，如果治疗不及时，很有可能需要截肢。"

　　医生对我的糖尿病足十分重视，三五天来我家一次，还经常打电话询问病情。他采取中西药结合的方式治疗，内服中药止痛、控制病情发展，外用西药防止感染；又用苍术、马齿苋、金银花和黄连等煎汤，趁热熏洗患处，以清热、利湿、解毒、活血；之后在患处涂金黄膏或青黛膏或湿润烧伤膏，可清热、解毒、生肌。

　　俗话说"三分药，七分养"。养，指的就是护理。我患糖尿病足后行走困难，患处十分疼痛，并且发臭、令人作呕。我爱人心里很着急，她每天坚持熬中药给我内服，煎药水为我洗脚，并多次给我涂膏药，扶我在家里慢慢锻炼。我的病一天天地好转，现在我又可以和妻子一起出去散步了。

3. 医药篇　测血糖、用药、就医及并发症管理我患糖尿病20年，回想起来，有得有失，教训深刻。特别是患糖尿病足后的防治经验值得总结，对于自己可引以为鉴，对于其他糖尿病患者更有警示作用。

我的感想如下：一是平时要预防糖尿病足的发生，经常用温水泡脚，使足部血液流畅；二是保持足部温暖；三是坐时双足要与臀部平行或略高一些，以免造成足部供血不足；四是一旦患上糖尿病足，必须重视，及时治疗，每天多次消毒患处，多次涂擦膏药，以达到温润、杀菌、生肌、不感染的目的；六是驾好"五驾马车"，特别是要经常运动；七是所穿鞋、袜宜松勿紧，并防止鞋内有异物，以免伤脚，造成新的足伤而发展成溃疡或坏疽；八是血糖要控制在正常的范围，高血糖是并发症的"万恶之源"，所以，在治疗糖尿病足时，一定要将血糖控制好。

糖尿病是一种慢性症，患者要坚持不懈地治疗，不可急躁，也不可懈怠。在医生的指导和家人的帮助下，全面控制好血糖、血压、血脂，使其达标，才能防止并发症的发生、发展。

专家有话说 日常生活中如何护理双足

每天脱下袜子检查双脚。注意：要有良好的光线，如果视力不好，要戴上眼镜，看不清楚的地方使用镜子或请人帮忙。检查双脚时要注意有无水疱、有无皲裂、有无真菌感染、皮肤有无变色及趾甲有无异常。

怎样正确洗脚

要使用中性肥皂，水温不高于37℃。泡脚时间不宜过长，以不超过20分钟为宜。勿使用毛刷用力刷脚，避免造成皮肤破损。要擦干脚趾间的水分，保持脚趾干燥。

注意：不要将护理霜涂抹于脚趾间或溃疡伤口上。有严重的足跟皲裂时，可以使用含尿素的特殊皲裂霜、皮肤护理膏或霜进行按摩，慎用爽身粉，避免堵塞毛孔。趾缝因潮湿发白时可用酒精棉签擦拭，或用纱布间隔。

如何选择合适的鞋

买鞋前应量好尺寸，并在下午购买，双脚尺寸大小有别，应以大的那只为标准。鞋子宜选择软皮、厚底、款式简单方便的。

注意：尖头鞋前面的空间不足，脚趾受挤压易形成水疱或鸡眼；穿高跟鞋会使脚底受压力，易形成厚茧，糖尿病患者应尽量不穿。

如何穿鞋

穿新鞋时间不宜太久，有皮肤破损的患者不宜穿新鞋。穿鞋前要先看看鞋里有无沙石等杂物。鞋爆线或鞋垫脱落时，要修补好再穿。

注意：出门时要选择封口鞋，不应选择凉鞋、拖鞋，封口鞋更易保护双脚。

如何选袜子

应选用柔软吸汗的棉袜，袜口不宜过紧，以免影响血液循环。袜子破了应丢弃，不宜缝补后再穿，因为缝补的地方可能会对脚造成损伤。

注意：袜子应每天更换，保持清洁。寒冷季节可穿保暖羊毛袜。

脚部问题如何处理

趾甲问题的处理： 修剪时确保能看得清楚，并直着修剪，边上不能剪得过深。要剪去尖锐的部分，不要让趾甲长得过长。不要到公共浴室修脚。出现陷甲、趾甲畸形时，要请专业人员处理。

鸡眼、厚茧的处理： 鸡眼或厚茧不能自己处理，要交给专业人员处理；不能使用鸡眼药水或鸡眼胶布，因二者含有腐蚀性药物，可造成溃疡。

脚部损伤的处理： 家中可备一个小药箱，脚部有损伤时可以立即处理。处理伤口时，要用消毒药水清洗伤口，贴上无菌纱布，再用胶布固定，每天观察伤口愈合情况；不可自行刺破水疱，水疱外应用纱布包扎保护；不能用绷带紧缠伤口，以免影响血液循环；伤口上不可乱敷草药等药物，以免引起溃疡；每天观察伤口，如疼痛、红肿加剧，出现流脓、变色，则说明伤口有感染，应及时就医。

如何预防糖尿病足

应控制血糖，定期进行足部检查，包括足部神经检查和足部血管检查，自己学习或向医生请教有关糖尿病足的知识。

神经检查包括：触觉（10克尼龙丝）、温度觉（温觉笔）、痛觉（大头针）、震荡觉（音叉）的检查，以及自主神经功能检查、足部汗腺功能检查等。

做血管检查时，如发现动脉搏动减弱或消失，常提示需要做踝肱动脉指数（ABI）检测，这是诊断糖尿病周围血管病变的基本方法。

此外还有足底压力评估检查。如有异样，可使用能够缓解足底压力的特殊鞋垫。

赵凤琴

超声乳化手术治好了我的白内障

小档案

赵凤琴，生于1946年，北京人，患2型糖尿病33年。多年来，她一直坚持学习，常到各大医院听健康讲座。她热心公益，常为年长的糖尿病患者送学习资料、购买试纸，积极参加糖尿病相关组织的各种活动。

专家点评

随着糖尿病治疗技术的不断发展和白内障超声乳化手术的不断完善，糖尿病合并白内障已不再是人工晶体植入术的禁忌证。超声乳化手术与传统白内障手术相比，术后效果更好，术后反应更轻，手术时间更短，切口更小，安全性也更高且并发症更少。值得一提的是，超声乳化手术无须等待白内障成熟便可施行，避免了患者在漫长的等待过程的种种不便与痛苦，提高了生活质量。现在，超声乳化手术已成为目前国际上公认的最先进、最可靠的白内障治疗方法。

患者故事

人老了头发会变白，脸上会长皱纹，而白内障就是眼睛老化的一种症状，只不过有的人老化得快，有的人老化得慢。对于病情控制不好的糖尿病患者来说，高糖的环境会使白内障发展得更快。好在现在科技进步了，手术治疗就能让白内障患者"重见光明"。

我患糖尿病已33年，随着年龄的增长和病程的延长，我的视力越来越弱，去医院检查才发现自己患了白内障。看书、看报戴上老花镜还需要借助放大镜，外出看不清公交车的站牌，驶来的公交车要到跟前才能看清楚是几路车，去邮局和银行的时候就更不便了。人们经常说，眼睛是心灵的窗户，视力差不仅使我生活不便，还严重影响了我的心情。

医生说，我这种情况，最好做超声乳化手术，这种手术创伤小、无须拆线，采用的是局部麻醉，痛苦小，并且手术的安全性和预后效果都比较好，只要眼底功能没有受损，基本都可以提高视力、改善生活。我接受了医生的建议，开始为手术做准备。

2010年5月，我住进了北京大学人民医院。术前，我接受了必要的检查，医生详细地给我解释了手术方案，我还做了修剪睫毛、冲洗泪道等准备工作。手术只用了半个小时，一切顺利。术后第二天打开纱布时，我眼前一亮，视力提高了很多，我真正体会到了"立竿见影"的效果。紧接着第3天我又做了另一只眼的手术，手术的效果和术后恢复情况也很理想。手术后3个月验光配镜，现在我走路看远方都很清楚，戴上眼镜读书、看报也很清楚。这个手术不仅提高了我的生活质量，也让我重新找回了自信。

糖尿病合并白内障的患者，只要在血糖控制良好的情况下，不感冒、咳嗽，是可以接受手术的。我的体会就是：做好心理准备，选择合适的医院和医生，这个手术本身已很成熟，不要因为惧怕而拒绝手术，试想：一个小小的手术，就可以大大提高生活的质量，何乐而不为呢？

专家有话说 糖尿病视网膜病变应防、查、治三结合

说起糖尿病，很多患者都不当回事儿，觉得就是个不疼不痒的慢性病，但说到眼病，说到失明，大多数人会担心、害怕。实际上，在糖尿病和失明之间，虽然不能画等号，但是，糖尿病最常见的并发症之一就是眼病，它是引起失明的一个非常重要的原因。

糖尿病眼病分为糖尿病视网膜病变(DR)和非视网膜眼部并发症，前者相对发病更多一些。下面我们就来了解一下糖尿病视网膜病变应多长时间检查一次以及治疗和预防的知识，以帮助大家提高警惕，防患于未然。

定期检查必不可少

美国眼科学会建议：1型糖尿病患者在发病5年后要开始进行糖尿病视网膜病变筛检；2型糖尿病一经诊断，要立即筛查；糖尿病患者每年进行1次散瞳后眼底镜检查；怀孕会加速视网膜病变发生、发展的危险，患者需在妊娠的头3个月去眼科做检查，并在妊娠期密切随访；糖尿病患者伴有黄斑水肿、中度至重度的单纯型视网膜病变或任何程度的增殖型视网膜病变时都有必要找有经验的眼科医生诊治。

根据《中国2型糖尿病防治指南（2020年版）》，2型糖尿病患者在确诊后应尽快进行首次眼底检查和其他方面的眼科检查。1型糖尿病患者在确诊5年内要做全面的眼科检查。儿童糖尿病视网膜病变的患病率和发病率较低，对于青春期前诊断为1型糖尿病的患者，建议在青春期后开始进行眼底检查。计划妊娠或已妊娠的1型和2型糖尿病患者应评估糖尿病视网膜病变发生和发展的风险。糖尿病视网膜病变和糖尿病肾病具有较

强相关性，建议 2 型糖尿病患者发生糖尿病肾病时进行糖尿病视网膜病变筛查。

预防比治疗更重要

对于已经发生的糖尿病眼部并发症，即便经过良好的治疗也难以痊愈，所以对糖尿病患者来讲，严格控制血糖从而防止眼部并发症的发生更为重要。在全世界范围内进行的各个大型研究均证实了严格控制血糖、血压、血脂对于预防和延缓眼部并发症的发生的重要意义。

治疗应在正规医院进行

糖尿病视网膜病变有很多治疗方法。

药物治疗：服用阿司匹林等可以防止血液凝固，有利于改善视网膜微循环。采用低脂饮食及服用调节血脂的药物，有利于防止血栓形成。

营养治疗：可服用有营养视网膜作用的补充剂，如维生素 C、维生素 B 及微量元素锌等。

ARB 治疗：可使单纯型的视网膜病变血管功能改善，减少渗出，延缓视网膜病变的发展。

局部治疗：激光无疑是目前治疗糖尿病视网膜病变最有效的治疗方法。其原理是破坏缺氧的视网膜，使其耗氧量减少，避免产生新生血管，并使其消退，从而达到保护部分视网膜、"挽救"视力的作用。

手术治疗：当视网膜出血或新生血管出血，在视网膜表面形成薄膜、机化膜时，通常需进行玻璃体切割治疗。

这里需要提醒糖尿病患者的是，治疗一定要去正规医院，不要相信什么"神秘大法"及所谓的"灵丹妙药"，以免贻误了治病的良机。

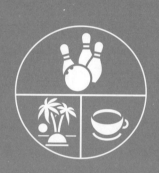

4

休闲篇

糖友支着儿——过快乐健康的生活

生活不止眼前的苟且，还有诗和远方。

得了糖尿病，不止眼前的降糖药、血糖仪、胰岛素，还有很多美好可以拥有，比如旅游、踏春、练书法、听音乐等。糖尿病患者首先是人，然后才是患者。我们要重视糖尿病，但不能让糖尿病成为我们生活的全部。

川德康成在《花未眠》中写道：凌晨4点醒来，发现海棠花未眠。

你在抗糖的生活中，还会发现海棠花吗？

春游踏青，量力而行

小档案

　　杨斗，北京人，65岁，患2型糖尿病10年，现有白内障，餐前血糖控制在7mmol/L左右，餐后血糖在10mmol/L左右，一直坚持听糖尿病课。

患者故事

　　每年春季，我都会去北京郊区游玩，在那里我结交了不少朋友。我和这些朋友不仅有着共同的爱好——喜欢春游、交友，还有一个共同的身份——糖尿病患者。虽然和其他人一样都去游玩，我们却需要做更多的准备。

　　春天是阳气升发的季节，此时人们应顺应自然，走到户外。在这个时候，人们可以尽情地呼吸新鲜空气，吐故纳新，促进体内新陈代谢，改善血液循环。

　　另外，常到户外踏青，还可以增强心肺功能，提高身体的代谢速率，使脑组织得到较多的血液和氧气，从而使人更加适应血液循环的季节性变化。

　　需要注意的是，对花粉过敏的人要尽量少去花草、树木茂盛的地方。外出郊游时最好戴上帽子、口罩，穿上长袖衣服；尽量避免与花粉直接接触，最好能带上脱敏药物；如果出现皮肤发痒、全身发热、咳嗽等症状，应迅速离开原地；一旦出现哮喘等严重症状，应及时到医院诊治。

外出踏青必备"行头"

1. 备足药物

　　糖尿病需要长期的药物治疗，出门在外也要坚持吃药或打针。可以根据外出的时间长短，带好足够的降糖药或胰岛素，最好准备平常药量的两倍。如果是到外地旅行，在到达目的地之前仍应坚持原有的饮食和服药习惯。到达目的地后，可根据当地的情况做出调整。

2. 携带自制病历卡

在病历卡正面写上自己的姓名、年龄及所患糖尿病的类型、患病年限、有无合并其他疾病、目前采用何种治疗方式等。在反面写上自己亲人的姓名、地址、单位及电话号码。将这张卡片和自己其他的重要证件放在一起，在旅途中万一发生意外，小卡片上的信息可以帮助当地医生及时正确地处理。

3. 带些糖果

由于机体长期代谢紊乱，糖尿病患者比正常人更容易发生低血糖。因此随身带些糖果、点心很有必要。当感到心慌、出汗、乏力、视物模糊时，往往提示可能有低血糖发生，这时就可以吃些糖果、点心，以缓解低血糖症状。

选好项目

旅行是一项对体力要求较高的事，所以一定要根据自己的年龄和体力量力而行。糖尿病患者必须在血糖控制稳定，且无明显、严重的急慢性并发症时，才能出行。

在选择运动项目时，应根据自身情况进行取舍。我建议大家选择一些有氧运动，如步行、慢跑、跳舞、做操、打拳等。

对于已经患有严重并发症的糖尿病患者，如有糖尿病视网膜病变、糖尿病肾病、冠心病、糖尿病足、心功能不全等的糖尿病患者，轻度的运动才是更好的选择，如散步、太极拳等。

一年之计在于春，疾病固然可怕，但只要有一颗乐观的心和好好生活的勇气，一切都将变得不同。

专家有话说 春天外出旅游要注意保暖

春天的特性是阳气升发，中医讲"天人相应"，此时，人体内的阳气也开始向上、向外发。阳气主要会集中在人体的上部，而且"百病从寒起，寒从脚底生"，所以"春捂"应该遵循上薄下厚的原则，即下半身的衣物要比上半身厚一些，减也要先从上半身慢慢减起。这与现代医学认为的下肢血液循环较上肢差，更易受寒气侵袭的观点不谋而合。

春天最重要的是足部的保暖，因为周围神经和血管的病变是糖尿病最常见的并发症。糖尿病患者肢体末端特别是下肢的血液循环很差、皮肤感觉异常，对冷热的感觉不敏感，稍不注意就很容易加重病情，并引发严重的糖尿病足。

此外，在春天还要保证背部、腹部不受寒，着凉感冒会引起血糖的波动并可能诱发其他疾病。

不过春天也不能一味地捂，要根据天气灵活掌握捂的程度，遵循 4 个"春捂指数"。

（1）春捂应该在冷空气到来之前的 24~48 小时就开始。

（2）当气温持续在 15℃以上且相对稳定时，就可以不捂了。

（3）昼夜温差大于 8℃是捂的信号。

（4）春捂持续时间应在 7~14 天，冷空气到来时应加衣御寒，即使此后气温回升了，也不要立刻减掉衣物，还需要再捂 7 天左右，年老体弱者则要捂到 14 天身体才能适应。

糖尿病患者春捂要以下半身为主，捂膝盖、捂脚，掌握正确的原则，才能安度生机勃勃的春天。

为酷暑做准备

小档案

王道权，患 2 型糖尿病多年，喜欢爬山，血糖控制良好。

患者故事

每年酷暑到来，很多人都受不了，但作为糖尿病患者的我，早已做好各方面的准备，所以每年都能坦然地迎接夏天。

妥善保存药物及血糖试纸

夏天气温高，空气中的湿度大，药物容易变质，所以我会将治疗糖尿病的药物放在阴凉处保存，胰岛素则放在冰箱的冷藏室中，使用前先用双手将其捂温，以防止结晶生成。

外出旅行时，我将胰岛素放入隔热包中随身携带。血糖试纸受潮易导致监测结果出现误差，所以从试纸盒中取出试纸后我会及时盖紧盒盖，防止水分进入。

适度运动

生命在于运动，但其实只说对了一半，还要加上"运动不能过度"才算完整。

糖尿病患者即使在酷暑中仍要遵守这个原则，应尽可能地做一些轻柔舒缓的运动。但前提是要注意防暑降温，不可过度运动。我一般会把下午的运动挪到晚饭后一小时进行，这样就避免了在高温下运动。

出汗多要随时补充水分

夏天一定要重视补充水分，特别是在出汗多的时候。我以前渴感不明显，又担心多饮水会导致频繁上厕所，所以总是极少饮水；外出时，我嫌麻烦也不随身带水，现在回想起来，这是非常错误和危险的。

4. 休闲篇

糖友支着儿——过快乐健康的生活

糖尿病多尿是因血糖高而引起的，如果再限制饮水，极易导致脱水，老年糖尿病患者更会因血液黏稠而导致血栓形成，从而引发高渗性昏迷等并发症。所以糖尿病患者平时不应限制饮水量，但也不宜一次性大量饮水或饮冰水，更不能饮含糖量高的饮料，我一般会多准备点凉开水或淡茶水。

清淡饮食

夏天各种水果较多，但如何吃就有讲究了，尤其是血糖高且尚未控制好的患者更需谨慎。病情稳定的患者也应在营养师或医生指导下合理选择水果，并适量食用。

我的经验是可以在两餐之间或睡前食用适量水果，但要注意水果的含糖量，食用含糖量较高的水果时应注意减少主食的量。

注意卫生

糖尿病患者夏天应注意饮食卫生，防止胃肠道疾病的发生。因为腹泻或呕吐可导致水和电解质代谢紊乱，诱发高渗性昏迷。腹泻或呕吐所致的碳水化合物吸收减少还会诱发低血糖。

另外，夏天也一定要讲究个人卫生，定时洗澡，及时更衣，洗脚后及时擦干皮肤，保持脚趾间的皮肤干燥，避免细菌和真菌感染。夏天出汗多，皮肤容易被蚊子叮咬。糖尿病患者皮肤被抓破后又容易感染，伤口不易愈合。所以我在被蚊虫叮咬后，从来都忍着不去用力搔抓叮咬处，且会随身携带小瓶的清凉油涂抹到痒的地方，当然也可用花露水等来止痒，这样就轻松避免了因搔抓带来的困扰。

专家有话说 夏天携带胰岛素的注意事项

夏天外出时要携带胰岛素确实是个麻烦的事情。有的糖尿病患者会用一个保温杯，在里面放一根冰棍，再用纱布把胰岛素包裹好后放入保温杯中，这样就可以长时间地保存胰岛素了。

但不足之处是胰岛素与雪糕在杯子里会混为一体，黏黏的。我们可以将冷冻后的冰袋和胰岛素放在一个保鲜盒里，个人认为比放在保温杯里好。冰袋解冻时间很长，放在保鲜盒里又不会使温度下降过快，坚持6～8小时没有问题。而且，冰袋在网上有卖，只要几块钱一个。

当然，现在市面上还有专门的胰岛素冷藏袋，也很好用。

安全度秋，教你几招

小档案

　　杨斗，北京人，65岁，患2型糖尿病10年，现有糖尿病合并白内障，餐前血糖在7mmol/L左右，餐后血糖在10mmol/L左右，一直坚持听糖尿病课。

患者故事

　　秋季处于夏季和冬季之间，所以夏季和冬季的传染病都有可能在秋季发生。初秋时，气温较高，同时雨水也较多，这给微生物创造了滋生条件，易导致肠道传染病和虫霉传染病流行；到了晚秋，气温逐渐下降，风大、干燥，这时是呼吸道传染病的高发时节。因此，在秋季加强对疾病的防治，对维护身体健康具有重要意义。

　　患糖尿病10多年来，我通过总结多年的经验，几乎很少在这个时节感冒或患肠胃疾病。下面就给大家介绍一下我自己的防治疾病小窍门。

预防秋季肠胃疾病的4个窍门

　　（1）防止腹部受凉。俗话说："一场秋雨一场寒，十场秋雨要穿棉。"入秋后，昼夜温差较大，患有慢性胃炎的人，要特别注意胃部的保暖，要随气温的变化适时增加衣服，夜间睡觉时要盖好被褥，以防止腹部着凉而引发胃痛或旧病复发。

　　（2）肠炎多由食物不洁引起，因此最要紧的是保证食物清洁及安全保存。日常生活中我们要做到：接触食物之前一定要洗手；选择新鲜食物，不吃变质的食物；在家中吃东西要洗净并煮熟；已做熟的食品要尽快吃掉，避免长时间放置。

　　（3）注意饮食调养。胃病患者的饮食应以温、软、淡、素、鲜为宜，做到少吃多餐、定时定量，使胃中经常有食物中和胃酸，防止胃酸侵蚀胃黏膜和溃疡面而加重病情；要注意禁食过冷、过烫、过硬、过辣、过黏的食物，更要戒烟、禁酒。

　　（4）应注意多锻炼身体，增强体质，并保证充足的睡眠和丰富的营养。

糖友支着儿——过快乐健康的生活

预防秋季感冒的4个窍门

（1）起床后，居室宜开窗通风。一般来说，每天上午和下午应各开窗通风一次，每次不少于半小时。9:00 ~ 11:00和14:00 ~ 16:00是开窗通风的最佳时间。

（2）早晚用冷水洗脸、洗鼻。养成每天早晚用冷水洗脸的习惯，这有助于提高身体的抗病能力，"御感冒于肌肤之外"便是这个道理。另外，每天应坚持用冷水洗鼻，这样做不仅可以清除污垢和病菌，还能增强鼻孔及呼吸道对寒冷的适应能力。

（3）勤做鼻部按摩操。由于鼻咽部是最易感染的部位，因此，多做鼻部按摩操也是预防感冒的好方法。具体做法是：先用食指和拇指按揉鼻翼两侧约20~30次；然后用摩擦发热的手掌，轻轻按摩鼻尖和鼻翼20~30次；最后揉鼻根，用两手食指在鼻根处用力按压，配合振动，并从鼻根向鼻翼来回推移。每天洗完脸后做做鼻部按摩操，可有效改善鼻部的血液循环，增强鼻子对天气变化的适应能力，能很好地预防感冒和其他呼吸道疾病。

（4）每天早晚及餐后用淡盐水漱口。漱口时，仰头含漱，使盐水充分冲洗咽部，效果更佳。早晨喝一点淡盐水或每天适当地用淡盐水含漱咽部，不仅可以起到消炎止痛的作用，还能有效地消灭口腔内的细菌。

（5）初发感冒时可用到的方法：①呼吸蒸气。在杯中倒入开水，对着热气做深呼吸，直到杯中水凉为止，每天做数次，可缓解鼻塞症状。②热风吹面。用吹风机对着太阳穴吹3 ~ 5分钟（热风），每天数次。③适量饮用姜糖水。以生姜、红糖（糖尿病患者可根据个人情况放入适量的红糖或不放）煮水代茶饮，能有效地防治感冒。

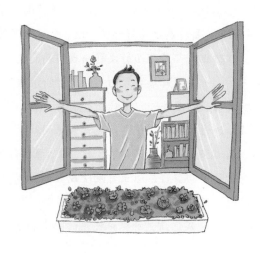

专家有话说 **7个方法应对秋季血糖升高**

在夏天到秋天的转换期，一般到夜里12点后气温会逐渐下降，直至第二天早晨太阳升起。气温下降会促进人体分泌激素来帮助人体御寒。

本来在这个时段人体的激素分泌就偏多，再加上外界气温又有所降低，因此人体内的激素就会分泌过多，从而导致空腹血糖升高。

通过上面的简单分析，我们能够理解为什么在夏季到秋季的转换期血糖会异常升高了。那么我们来解决第二个问题，即怎么办。

我们所要做的就是通过外在方法和手段使我们的身体尽快适应外面气温的变化。

（1）注意夜间的保暖。夜间的保暖会减少体内因为外界因素造成的激素分泌，也就避免了激素分泌过多造成的空腹血糖偏高等症状的出现。

（2）调整饮食规律。将容易造成血糖波动的高蛋白质和高脂肪的食物调整在白天进食，因为白天气温波动小，所以进食后血糖波动也会有所减小。

（3）适当调整睡前的加餐规律。如需加餐，可以进食一些短时间起效但是作用时间又不会太长的食物，比如苹果、梨。如果需要调整胰岛素用量，建议提前与医生沟通。

（4）调整睡眠规律，做到早睡早起，及时适应因为天气变化造成的神经内分泌系统的变化。

（5）空腹血糖偏高时，要适当地调整睡前的胰岛素剂量或者服用时间，使中效或者长效的峰值与人体因为外界因素造成的激素分泌过多的时间段相吻合，以避免血糖剧烈波动。

（6）增加血糖监测次数。及时掌握血糖波动的情况，并找到解决办法。

（7）适度运动。中医讲秋季主收藏，糖尿病患者要坚持运动，但注意不要做剧烈运动，出汗过多的运动并不是适合秋季的锻炼方式。推荐选择散步、太极拳、慢跑、游泳等运动方式，每次运动以微微出汗为宜。

安全过冬四字经

小档案

邓焕新，湖南怀化人，怀化市糖尿病康复协会原副会长兼秘书长。他多次被评为优秀共产党员、先进工作者。其事迹入选《世界名人录》《世界华人杰出专家名典》《东方之子》等。人们称他为"邓铁人""编外医生""人民的老黄牛"。

患者故事

我患糖尿病后，已经平安地度过了38个冬天。很多人问我有什么诀窍，我都毫无保留地告诉他们：主要是念好"防、炼、补、养"四字经。

一防。主要是防冻、防感染、防止摔跤和防止高血糖。到了冬天，糖尿病患者应格外注意保暖。刮风、下雪天外出时，要戴帽子、耳罩，系围巾，穿保暖鞋袜，必要时，可穿防滑鞋或拄拐杖行走，防止耳、鼻、面部和手脚冻伤或摔伤。经常检查身体各个部位，一发现异常情况，就及时涂抹护肤药膏，防止皮肤破损或感染。同时，勤洗手，勤洗脸，勤漱口刷牙，勤换衣服、被褥。若出现咽喉炎、牙周炎、角膜炎、皮炎、支气管炎等，及时服用药物治疗，严重时及时上医院看医生。做到早发现、早治疗，"治早"和"治小"。

在饮食上，要控制"四条腿"（猪、牛、羊肉），减少"两条腿"（鸡、鸭、鹅肉），多吃"一条腿"（鱼）。适当吃一些对降糖有利的水果，如柚子、猕猴桃、黑葡萄等。

二炼。在冬天，无论刮风、下雪，我都坚持锻炼，从未间断。遇到下雨、下雪，我就在室内锻炼。散步、做操、打扫卫生、做家务等都是适合糖尿病患者的锻炼方式，每天锻炼40分钟左右，以身上微微出汗为宜。

三补。忙碌了一年，人的身体的各个脏器都会受到一定的磨损，糖尿病患者更是如

只有糖尿病患者知道

此。冬天是休养生息的季节。我在这个季节里会选择一些低糖、低脂、低胆固醇、高蛋白质、高纤维的食物，如鱼类、蛋类、菌菇类等，还会吃些滋阴养肾的食品，如雪梨、百合、银耳、冬枣、绿豆、莲子、山药等。

四养。《黄帝内经》说：春夏养阳，秋冬养阴。我顺应冬季养阴的天时，在冬季做到清心寡欲、静心养神。每周一、三、五上午我在市糖尿病康复协会办公室值班，给糖尿病患者做咨询服务，为他们排忧解难，其他时间在家学习、写作，偶尔看看电视，到公园、堤上散散步，与朋友谈谈心。我常到树林、溪边散步，呼吸新鲜空气。天气晴朗时，我会到户外活动，在阳光下做深呼吸。

虽然现在我年过古稀，但我的身体还比较硬朗。最近检查身体，我身体的各项指标都正常，这与我一直坚持念好"四字经"是分不开的。

专家有话说 **糖尿病患者过冬注意事项**

糖尿病的发生与季节的关系非常密切。一般情况下，人体冬季的血糖要比春秋两季的高，而夏季是一年中血糖最低的季节。因此，糖尿病最容易在冬季发生或加重。同时，冬季也是糖尿病并发症发生较多的季节。所以进入冬季，糖尿病患者要做好自我防护，主要应注意以下 6 个方面。

1. 注意调节情绪

冬季出门活动少，朋友很少聚会聊天，糖尿病患者容易出现情绪波动。情绪波动能引起交感神经兴奋，可促使肝脏中的糖原释放进入血液，从而使血糖水平升高，导致病情加重或治疗效果降低。因此糖尿病患者应学会控制情绪，避免负面情绪的影响。

2. 注意防寒保暖

寒冷的天气会刺激交感神经，使血糖升高、血小板聚集从而形成血栓，导致血压升高、冠状动脉痉挛，诱发心肌梗死、脑出血等。如果气温缓慢下降，人体能逐渐适应这种变化，但是如果天气骤然变冷，人体往往不能适应这种变化，糖尿病患者尤其是老年糖尿病患者便会产生各种不良反应，如血糖、血压升高，从而使得心脑血管疾病的发生率和死亡率明显升高。因此，糖尿病患者应注意防寒保暖，及时添加衣服。

3. 注意调整饮食

糖尿病患者必须牢记，饮食控制是糖尿病治疗的基础。冬天气温下降，出汗少，各种消化液分泌增加，使人食欲大增，这也是血糖升高的原因之一。因此，糖尿病患者应在医生的指导下，根据自身情况制订科学饮食方案，控制主食摄入量，忌食甜点。糖尿病患者还要养成冬季多喝汤的习惯，鸡汤、排骨汤中含有人体所需的多种氨基酸，可溶性高，易于吸收，可以有效增强人体抵抗力。

4. 注意防止感染

呼吸道、皮肤、尿路感染等是糖尿病常见的并发症，严重时还会危及生命。故糖尿病患者应注意皮肤的清洁卫生，经常洗澡；还要注意口腔卫生，坚持早、晚、饭后刷牙；要积极治疗呼吸道炎症、皮肤破损及牙病等，以防诱发更为严重的并发症。

5. 注意适当运动

运动可以增强体质、提高机体抗寒和抗病能力，也可刺激胰岛素分泌，对调节血糖、稳定病情十分有益。所以，糖尿病患者可根据自身情况，选择适当的运动方式。

6. 注意保护双脚

糖尿病容易诱发足部病变，因此糖尿病患者在冬季应特别注意为脚保暖，以防冻伤。睡前用温水泡脚，有助于改善局部血液循环；注意修剪趾甲，避免甲沟损伤而引起坏疽；鞋子应软硬适度，避免过紧、过硬；经常换袜子，保持脚部清洁、干燥。

糖尿病患者冬天洗澡别超过20分钟

小档案

　　汪军，江西人，患2型糖尿病10年。他利用自己的经验帮助过很多糖尿病患者。

患者故事

　　我身边有个朋友患糖尿病10年了。近三年来他通过注射胰岛素控制血糖，一直控制得很好，也没有发生过低血糖。有天晚上，他突然发生了低血糖，低至3.2mmol/L。他很紧张，找到医生帮他分析原因。他说生活很规律，吃饭、运动、休息和药物剂量与平时都一样。医生又问他那天晚上还发生了什么不一样的事，他认真分析后说：那天晚上洗澡了，因为天冷，洗热水澡很舒服，所以洗的时间长了一些。

　　故事里总会有一个"坏人"。这位朋友故事里的"坏人"不是"洗澡"，而是"洗澡时间比较长"。

洗澡时间太长导致的问题

　　（1）皮肤问题：先不说道理，只说个现象。诺诺小时候爱玩水，每次玩的时间长了，手指的皮肤就会被浸泡出一层像豆皮一样的东西。这是人体皮脂膜。冬天，这层膜会明显变薄，如果洗澡时间太长，并大量使用沐浴液，皮脂膜会变得更薄，容易引起皮肤干燥、瘙痒、产生皮屑等症状。

　　（2）晕倒：冬天冷，洗澡的时候一般都会把门窗关得严严实实的，而浴室内水蒸气较多、通风差，如果洗澡时间太长，可能会导致封闭的浴室里氧气不够，造成大脑缺氧，甚至导致出现晕倒、脑出血、心绞痛等症状。

　　冬季里很多老人的心脑血管疾病都发生在封闭而高温的浴室里。

　　（3）低血糖：热水泡脚久了，也容易引发低血糖。这是因为泡脚与泡澡、洗热水澡一样，都会加速血液循环、消耗血糖，尤其是刚刚打完胰岛素或者刚做完剧烈运动时，更要当心。

4·休闲篇

糖友支着儿——过快乐健康的生活

1. 勿空腹泡澡

泡澡时发生低血糖的风险明显升高，若空腹泡澡，处理不及时患者可能因低血糖昏迷而有致命的风险。

2. 洗澡不宜过勤

糖尿病患者自主神经紊乱，皮肤汗液分泌减少，因此皮肤多干燥而易引起瘙痒。洗热水澡后，皮肤表面的油分更少，因而皮肤会更加干燥和粗糙，会加重瘙痒症状。所以糖尿病患者洗澡不宜过勤。夏季出汗较多，可1~2天洗1次，其他季节1周洗1次即可。洗澡过勤不仅使皮肤干燥瘙痒，还会降低皮肤的抵抗力，增加皮损的风险。

3. 注意水温及空气流通

糖尿病患者易并发周围神经病变，痛觉减退，若水温过高，可能会被烫伤。而长期用高温水洗澡也会降低机体的抵抗力。故水温控制在38~40℃为宜。糖尿病患者往往合并有心脑血管疾病，因此，应选择在空气流通的空间里洗澡，以避免缺氧引起心肌梗死等意外。

4. 勿使用碱性沐浴用品并避免过度搓擦

使用碱性沐浴用品（如肥皂）容易损坏皮脂腺，加重糖尿病患者皮肤干燥的症状。糖尿病患者不宜使用搓澡巾，过度的搓擦可能会导致皮肤不必要的破损，增加发生感染的风险。洗澡后可涂抹性质温和的沐浴乳，避免皮肤干燥，还要检查身体各部位有无破损、烫伤，如有请及时就诊，避免感染。

5. 注意洗澡的时长

洗澡的时间最好控制在10~15分钟，最长不超过20分钟。

6. 运动后休息一会再洗澡

运动过后马上洗热水澡会造成心脏和大脑供血不足，容易使人处于缺氧状态，轻则导致头晕眼花，重则使人虚脱休克。故运动后休息一段时间方可洗澡。

7. 注意洗澡顺序

大多数人洗澡都是从头开始的，但这样容易使大量血液集中到血管扩张的皮肤表面，导致心、脑等部位缺血，使人出现头晕、胸闷等不适。

正确的洗澡顺序是：先用热水冲冲脚，待脚部温暖后，再慢慢往身体其他部位淋水，让身体逐渐适应。

8. 及时补充水分

洗澡过程中人体会大量出汗，如果脱水过多，又没有及时补充，可能导致人虚脱、昏倒。

所以洗澡前应先喝杯温白开水，洗澡后也要尽快喝点温白开水。喝水的时候不要大口大口地喝，最好小口小口地喝。

9. 选择合适的洗澡时间

使用胰岛素治疗的患者，洗澡时间应选择在饭后2小时。睡前注射中效胰岛素或长效胰岛素的患者，应该先洗澡再注射，然后入睡。

应用胰岛素泵的患者，不宜进行长时间洗浴，最好选择淋浴。如果长时间洗浴，会造成注射部位脱针或感染。

洗个澡都这么讲究，果然糖尿病患者才是生活中的大学问家！

[专题] 糖尿病患者的旅游经验谈

把好饮食关

小档案

孙淑芝：71 岁。

健康状况：患 2 型糖尿病 33 年，曾患乳腺癌。

去过的最远地方：美国。

孩子们孝顺，在我身体还硬朗的时候常带我出去走走。71 岁生日之际，我和孩子们去美国畅游了 18 天，全程非常顺利，高高兴兴去，平平安安回，我很高兴！此次出行我们做了周密的计划，我提前一个月停用胰岛素，改用格列喹酮，并每天监测血糖，经过调整，我的血糖控制得非常好，也没有发生过低血糖。

经验分享

（1）根据血糖决定吃多少。餐前吃半片（15 毫克）格列喹酮，控制主食量，多吃蔬菜、豆制品、牛奶和鱼类。如果血糖高，我就适当减少主食量；如果血糖有点低，我就适当多吃些主食。

（2）每顿饭吃七八分饱，适时加餐。我随身带着水果、牛奶、面包、糖等，供加餐食用，这样可以有效预防低血糖的发生。

（3）每样都吃点，但控制总量。出去旅游，一般人们都会吃一些地方特色美食。在血糖允许的情况下，每样都可以吃点，只要控制总量即可，不能因为糖尿病而对食物限制太严格，这样会影响旅游的心情。

（4）水要喝足。最好自备保温杯，每天保证饮用 2000 毫升水。

（5）在旅行中如果一直不感觉饿，就测一下血糖，看血糖是否平稳。

（6）不让自己活动量太大，预防低血糖。旅行中，别人购物时，我会选择休息。

（7）如果去国外旅游，尽量选择中餐馆就餐。如果去吃西餐，可以先吃菜、水果，适当控制主食的量。

（8）如果条件允许，可以提前请专业医生将胰岛素调整为口服药，这样出游更方便。

国外买不到胰岛素怎么办

小档案

施宏一：26 岁。

健康状况：患 1 型糖尿病 8 年，没有并发症。

去过的地方：日本、韩国、泰国、马来西亚、新加坡、菲律宾、印尼、越南、美国等。

经验分享

和大家分享一个小妙招，如果出现伤口，可以将胰岛素滴在伤口上，这样伤口能愈合得更快。有一次，我在日本旅行时遭遇了大雨，因为穿着高跟鞋不方便（糖尿病患者一般都不穿高跟鞋，但我爱美……），于是我脱下鞋子走路，结果脚被划伤了。回去之后我在伤口上滴了两滴胰岛素，第二天醒来发现伤口居然好了。

我去过的这些地方，安检时都没要求我出具医院开具的证明（有些地方查得会严一些，会要求提供医院开具的证明）。出国时间较长时，要带上足够的胰岛素，因此需要与空姐沟通，让她帮忙把未开封的胰岛素放到冰箱冷藏室，或者找她要一些冰块，放在包里使胰岛素保持低温。到了酒店，星级较高的一般都有冰箱，如果没有，就与前台服务员商量，让她帮忙冷藏。

第一次去美国时，我没有经验，把胰岛素直接带在身上，结果一下飞机，我所有未开封的胰岛素全部失效了。这下把我吓坏了。因为在美国，胰岛素很难购买到，必须有医生开具的证明，才能到药店购买。但预约医生至少要等 3～5 天才能排上。我跑到唐人街去找中国医生、找美国的朋友帮助，但都没用。最后，有个朋友支着儿，让我到药房买一次性注射针头，顺便购买小瓶装胰岛素，这在美国是允许的。真是有惊无险。

去国外还要注意一个问题，那就是去之前，要大致了解那个地方的饮食习惯。比如在意大利，大多时候会吃比萨，这时可多打一个单位的胰岛素；而日本的饮食相对清淡，这时调整胰岛素则要慎重。一句话，既然来旅游了，就不要错过美食。但是需要随身携带胰岛素和血糖仪，先看菜，再测血糖，估摸自己能吃多少，最后决定打多少胰岛素。

糖友支着儿——过快乐健康的生活

倒时差的那些烦心事

小档案

菲尔：29岁。

健康状况：患1型糖尿病。

去过的地方：世界各地。

经验分享

作为美国1型糖尿病自行车队的一员，菲尔经常到全世界各地旅行。有一次，为了宣传1型糖尿病自行车队，菲尔需要先到北京，第二天去法国，然后去荷兰的阿姆斯特丹，再去非洲，回头又折回荷兰，最后再返回美国。

听到他这么复杂的行程，我当时都佩服得不行。这样的行程，健康人也受不了啊。如果不断地倒时差，血糖很难控制得平稳。菲尔笑笑说，其实没那么复杂。他在倒时差过程中控制血糖的方法很简单，就是不断地监测血糖，不断地注射胰岛素。他平均一天要监测13次血糖，注射10次胰岛素，同时结合饮食控制血糖。这样可以随时了解血糖，也方便随时控制血糖。

老李的自驾游经验谈

小档案

老李：62岁。

健康状况：患糖尿病5年，血糖控制良好，无并发症。

去过的地方：国内大部分地区都去过。

经验分享

老李是一位乐天派，就喜欢走南闯北，一刻也闲不住。可他一直坚持规律服药，尽量定时进餐，所以血糖控制得还不错，他说这也多亏他准备得好。

自驾游不比别的旅游，出发前一定要做好万全的准备。老李每次出发前都会购买一张最新出版的地图，图上标明自己将要走的路线及路过的城市，选好休息和加油的地方。这些工作做完后，他还会上网找有经验的老司机，问问他们天气和路况等。

长途旅行时，水是必备的，特别是纯净水。糖尿病患者最典型的症状就是"三多一少"，如果旅行时不能及时补充丢失的水分，造成血量减少，血糖升高，将是十分危险的。同时，为了预防低血糖的发生，老李还在车上预备了一瓶可乐和一些水果糖。

糖尿病患者出行，降糖药和血糖仪是必不可少的，可老李的药箱里还带着退烧药、痢疾药、感冒药，在药箱的最底层，还有一个急救包，以备不时之需。

现在汽车已经很普及了，和汽车配套的周边产品也逐渐丰富了起来。有条件的糖尿病患者不妨像老李一样给爱车添置一个车载小冰箱，这样不仅能在夏日享受到清凉，出门在外胰岛素的储存问题也得到了很好的解决。

普通人出门，一般都会牢记"身、手、钥、钱"（谐音"伸手要钱"），也就是身份证件（包括身份证、驾驶证、行驶证）、手机、钥匙、钱包。可老李出门，还要带上写明自己病情的急救卡。

一般出了城市，道路会变得通畅起来，开起车来特别带劲。糖尿病患者此时一定要牢牢把住方向盘，以平常速度开车，千万不要觉得前面一马平川，飙飙车也没事。这样不仅会增加车祸发生的风险，糖尿病患者还会因为紧张而使肾上腺素分泌增多，导致血糖升高。

另外需提醒糖尿病患者的是，如果行驶中出现思绪混乱、头晕目眩、手脚麻木、疼痛不止等状况，必须在确保安全的前提下，迅速将车靠路边停下，测下血糖，及时补充碳水化合物，适量服药以缓解症状。在病情未得到控制之前，绝不能继续开车。

最后，老李告诫各位：行车途中发生血糖、血压急剧变化或身体出现异常时，必须立即停车，就近接受治疗。如果情况不明，或去医院有困难，应当立即拨打120求助，不能心存侥幸、硬挺强撑，以免错过抢救的最佳时机。

专家有话说 **糖尿病患者出门攻略**

度假和旅行前，糖尿病患者要记得为糖尿病护理做好准备。旅行时在外就餐、体育锻炼量的改变，以及时差都会影响到血糖控制的效果，下面是一份出门攻略，请糖尿病患者认真学习，在旅程中照顾好自己。

一定不能忘记的

（1）平常服用的药物或胰岛素（以及注射胰岛素所用的装备）。

（2）随身准备一份处方，途中万一需要购买药物，会方便很多。

药以外的必备物品

（1）随身带好零食、葡萄糖凝胶或葡萄糖片，以防出现低血糖。携带的水果等食物可以提前算好量，分成小份保存。

（2）随身携带医保卡，保存紧急联系号码，尤其是医生的姓名和电话号码。

（3）带好医疗急救卡，上面注明病情及治疗方案，发生意外时，医护人员可以有针对性地进行救助。

（4）出国的糖尿病患者要记得调好钟表的时间，注意时区变化，算好吃药时间。

（5）提前查明医疗救助点的位置，并在地图上标注好，万一途中遇到紧急情况，可以知道去哪里寻求医疗救助。

（6）带足衣物，以免温度变化大导致血糖、血压波动而发生心脑血管意外。鞋子要带两双，以便潮湿时可以换着穿。

长途旅游前最好做个全面体检

（1）查血糖、血压，看是否正常。旅行时，时间安排很紧，体力消耗大，作息时间不规律，容易造成血糖波动，导致心脑血管疾病发生的风险增大。

（2）做血管超声，检查心血管、颈动脉、下肢血管，确定是否有上述血管病变。

（3）查糖化血红蛋白水平，最好在 7.0% 以内。

血糖控制不稳定、重度高血糖或已有并发症、中重度心功能不全、频繁发作心律失常者，存在心脑血管疾病、下肢血管病变者，以及年龄偏大的老年糖尿病均不宜参加旅行。

如果计划开始一段步行较多、强度较大的旅行，要提前锻炼一下身体，在体育锻炼加量之前，先跟医生咨询。同时，和医生一起制订服药、饮食和锻炼的方案，讨论如果血糖出现波动该如何处理。

旅游中的自我管理

（1）旅行是对糖尿病患者的一个考验，1 周左右的旅行较为合理。

（2）选好交通工具。打胰岛素的糖尿病患者乘坐飞机时，最好准备一份医院开具的证明，因为胰岛素不能托运，在过安检的时候，需要有医生开具的证明方可带上飞机。乘坐火车的糖尿病患者要注意作息时间，并在车厢内适当地走动，以代替运动。

（3）三餐饮食要规律，并保持足够的睡眠。刚到新环境，老人可能不容易入睡，如果休息不好会影响第二天的行程和血糖情况，必要时可以吃点安眠药。

（4）身边要带足够的水或保证随时可以买到水，糖尿病患者不能缺水，否则容易因缺水而发生危险。

（5）旅行必然会使人劳累，糖尿病患者要量力而行。旅行时，白天时间不是在车上就是在景点边走边看，晚上才进入宾馆休息，对体力要求很高。糖尿病患者若是觉得累了就不要硬撑，必要时可以放弃一些景点。

（6）每天晚上回来后，要检查鞋底和足部，看鞋底是否有沙子，足部是否有破损（尤其是从沙滩回来），以防引发糖尿病足。如果有小伤要及时处理，必要时可到附近医院诊治。

航空旅行注意事项

（1）坐飞机的糖尿病患者应提前准备好航班上需要的食物和药物。

有的航空公司比较人性化，可以提前预订适合糖尿病患者的低脂或低胆固醇饮食。

如果飞机上不供餐，要自己带好营养餐。

（2）所有与糖尿病相关的用品都放在随身携带的行李中。记得带一些零食以防航班延误。

（3）将药物和零食放在座位上，不要将它们存放在头上方的箱子里或托运的行李里，以便及时取用。

（4）如果你不想带着胰岛素泵穿过金属检测器，可以告诉安保人员你带着胰岛素泵，请他们人工安检。

（5）注射胰岛素时，注意不要将空气注入胰岛素瓶（飞机上的空气可能是加压的）。

（6）长途飞行的糖尿病患者要注意，应每1~2小时活动一下，糖尿病患者容易出现血栓，适当活动可以降低这个风险。

杨万瑞
戒烟，看我的

小档案

　　杨万瑞，山西人，患 1 型糖尿病 15 年。

患者故事

　　"吸烟有害健康，尽早戒烟有益健康"，这是印在每个香烟盒上的一句警示语。尽管如此，许多糖尿病患者依然对其视而不见，或见而不信，仍在津津有味地吸着烟。也有一些糖尿病患者知道吸烟的危害，想戒却戒不了，主要原因就是香烟中的有害成分——尼古丁，能使人上瘾。在此讲讲我自己成功戒烟的经验，希望帮助吸烟的糖尿病患者戒烟。

戒烟花样多，洋相百出

　　年轻时，我的战友、同事和朋友中就有不少吸烟者，其中不乏试图戒烟的人，他们采取的方法可谓花样繁多。

　　花样一：烧香烟、砸烟具。为了表示戒烟的决心，他们把买回来的香烟统统扔进火里烧掉；也有的将烟嘴（那时的香烟没有过滤嘴，吸烟者多自备烟嘴）、烟盒、打火机等，统统砸碎或扔进垃圾箱。好像这些东西是导致他们吸烟的罪魁祸首。

　　可是，你想戒烟，偏偏周围不戒烟的大有人在。茶余饭后，他们不但自己吞云吐雾，还不断地敬烟。诱惑难拒，怕是不经意间又吸上了。于是，再去买烟，重购烟具，反反复复，依然如故。

　　花样二：嗑瓜子代替吸烟。为了弥补戒烟带来的空虚，有的人试图用嗑瓜子代替吸烟。结果是，不知不觉间瓜子、吸烟两不误，仿佛更有乐趣。而且瓜子热量很高，吃太多容易导致肥胖和血糖升高。

　　花样三：使用戒烟茶和戒烟糖。这部分人想借助"工具"达到戒烟目的。结果多是口中含着戒烟糖，一手端着戒烟茶，一手夹着香烟，吃糖、喝茶、吸烟互相助兴。如此这般，成功戒烟者甚少。

另辟蹊径，戒烟成功

我年轻时也是"烟民"，烟瘾不轻，一天一包都不够。为了省钱，我便买些烟叶穿插着吸。虽然吸烟时很惬意，可每到冬天，气管炎就会发作，一咳嗽就是一个多月。每次看病，医生都让我把烟戒掉。为了免受咳嗽之苦，我下定决心戒烟。寻思再三，以上方法绝不能用，还得另辟蹊径。

1. 厚脸皮法

1975年国庆节期间，我买了两包中华烟，在会议期间发给战友，同时宣布了我戒烟的决定。我当场表明了态度：今后不再买烟，身上不再带烟，也不再给大伙儿敬烟，希望大伙儿也不要再给我敬烟。此后的一段时间内，开会或玩棋牌游戏时，还有人执意向我敬烟。实在抵挡不住，我就接过来吸了。但因为身上没带烟，也就厚着脸皮不"回礼"了。时间长了，别人也就不再给我这个"吝啬鬼"敬烟了。

2. 兴趣转移法

"饭后一支烟，赛过活神仙"，这是"烟民"最得意的一句自白，也是戒烟的一道难关。我的办法是在开饭时，找一些自己兴趣浓厚的事情做（如做手工作品和玩小游戏等），边吃饭边琢磨。放下饭碗兴趣仍浓，继续进行，便把吸烟这事给忘了。

3. 运动替代法

如果找不到好玩的事，就在饭前和朋友约定饭后去爬山。几个人嬉戏追逐好不热闹，哪还有吸烟的时间？运动完后大汗淋漓，稍事休息就又投入到紧张的工作和训练中，烟瘾自然被抛到了九霄云外。

我没有焚烧香烟，也没有砸烟盒、烟嘴和打火机（我曾经用过的打火机现在还保存着），靠着以上3个方法我戒烟成功了。从1975年到现在，我从没有复吸。如果您也想戒烟，不妨试试我的"戒烟三法"。为了健康，我衷心地希望您戒烟成功！

专家有话说 戒烟的方法

吸烟的危害是众所周知的，对于糖尿病患者来说，吸烟对大血管及微血管的损害更是毋庸置疑的。

戒烟方法来开会

以下是从各处搜罗来的戒烟方法，大家不妨一试：

（1）戒烟一定是发自内心的，如果只是迫于别人的压力，那么付出再多的努力，戒烟也不会成功，一旦面临"诱惑"，就会功亏一篑。

（2）告诉身边所有的朋友你正在戒烟，别人看到你严肃认真的态度，也一定不会坚持不懈地去"引诱"你。

（3）在日历上圈一个日子，督促自己在这一天后完全不再吸烟。这是最有效的办法，而且是痛苦最少的方法。

（4）在戒烟最初的日子里，当烟瘾来袭时尽量用其他方式转移注意力，如嚼口香糖、喝茶、多参加户外运动，或适量吃一些水果。

（5）写下你的戒烟理由，如为了自己的健康、为家人着想、为省钱等，随身携带，当烟瘾犯了时可以拿出来告诫自己。

（6）适当奖励自己，如坚持一段时间不吸烟时，可以用省下来的钱买自己心仪的东西。

阿杰
糖尿病患者的职场攻略

小档案

阿杰，北京人，患 1 型糖尿病 16 年，血糖控制良好。

患者故事

"我觉得糖尿病并没有给我造成什么影响，我也没有告诉同事，因为我觉得糖尿病并不是什么大事，没有专门去告知他们的必要。"说话的是患 1 型糖尿病 12 年的阿杰，今年 30 多岁。

2017 年 5 月 20 日，在一个"我爱你"的日子里，由北京瑞京糖尿病医院主办，自强甜蜜互助会、糖尿病之敌、爱胰会共同举办的"首届 1 型糖友读书会"在北京举行，一共有 24 位糖友参加。大家围绕"1 型糖友如何入学""工作中如何处理各种突发事件""恋爱了应该怎么办""餐前血糖低怎么办"等问题展开探讨。

"那遇到应酬要喝酒时应该怎么办？"

"在工作中突然出现了低血糖，又不想让同事知道，应该怎么办？"

问题提得好。阿杰分享了一个他的故事：

"曾经有一次给客户讲提案，我正站在上面讲 PPT，讲到一半的时候，突然头晕、心慌、手抖，直觉告诉我肯定出现低血糖了。当时下面还坐着我的同事和客户，我一直没跟别人说过我患有糖尿病，我到底应该怎么办呢？"

阿杰的故事娓娓道来，现场都跟他一样紧张，大家都用期待的眼神等他揭晓谜底。

"我讲到我的方案时，突然丢出一个问题来，让大家就这个问题思考讨论下。然后我就下去，拿出一瓶准备好的糖水，假装淡定但实际十分紧张地喝了下去。"

呵呵，好机智！

（1）打铁还需自身硬。自身硬包括两个方面：一方面是血糖要控制好，另一方面是工作能力要强。领导肯定不想要身体不好的员工，换位思考，这当然能理解。谁不愿意招一个年富力强的人来工作呢？要我是老板，我也会这样想啊。但是如果我把血糖控制好了，不影响工作，而且能力也强，老板为什么不用我呢？

（2）遇到应酬时，别着急。分3种情况来解决：第一，没有提前测血糖时，进入饭馆的第一件事就是找洗手间测一下血糖。刚进饭馆别落座，直接背着包进洗手间，没人会怀疑。测完血糖，根据自己的血糖值计算一会应该吃一些什么食物，以及决定是否打针和打多少单位的胰岛素。第二，如果提前已经测完血糖了，那么提前把胰岛素放到口袋里，到时候直接起身去洗手间即可。第三，没有提前做准备，可以用包中的纸巾，把胰岛素笔裹在里面，上洗手间，不是特别盯着你观察的一般都看不出来。

（3）出差的时候也有一些应对方法，比如坐飞机安检的时候，如果你想隐瞒，可以跟同事走不同的安检通道，因为有些安检通道查到针头或胰岛素的时候，会多问几句。

（4）开会时，可以提前准备一瓶水，随身携带一小包糖，万一会议时间太长，感觉可能低血糖了，便可以把糖倒入水里，摇一摇，就可以喝了。这个方法阿杰也用过。

总之一句话：糖尿病不应该是老板不用人的理由，但也不能成为糖尿病患者自己偷懒的借口。打铁还需自身硬，身体好了，能力强了，便没有人会歧视你。

杜华

患1型糖尿病22年，我过得很快乐

小档案

杜华，河北人，患糖尿病22年。

患者故事

1995年8月底，我突发急性肾炎。治疗一段时间后，肾炎好了，却出现了明显的"三多一少"症状，到当地人民医院检查，结果显示我的空腹血糖高达29mmol/L，当时医生就说我患上了糖尿病，需要住院治疗。

当年我才13岁，不知道什么是糖尿病，对糖尿病没有任何概念，医生告诉我不能吃糖，不能吃太甜的东西，每天吃饭要定时定量……这不能吃，那不能吃，我心里特别难受，经常饿得心里发慌。父亲总是安慰我说，坚持一下病就好了，以后什么都可以吃。

我满怀希望地坚持到了春节，告诉父亲今年过年我不要买新衣服，我只想饱饱地吃一顿……母亲看着我，泪水夺眶而出。于是她跟父亲说这孩子太可怜了，只想吃顿饱饭，我们让她吃吧！

但是真正到吃的时候，我还是忍住了，哪敢吃太多，最终只是比平时多吃了几块肉而已。因为我知道吃饭前我还得吃药、打针，这说明病没好，我不能吃太多。大过年的都不能好好吃喝，让我感觉到了痛苦。

"控糖"路上有太多的坎坷！我叛逆过、迷茫过、痛苦过，曾经千万次想放弃，时常埋怨老天对我的不公，为什么让我患了糖尿病。

就在那消极和迷茫的一年里，我连续两次出现了严重的糖尿病酮症酸中毒。第一次休克，第二次又休克，父母心如刀绞。当我醒来看见他们满脸泪水的时候，我才醒悟：我应该坚强起来，不应该让父母这么难过。

1998年我开始打胰岛素，从此我走上了一条长长的"控糖"之路。父亲陪着我，到处求医，只要对我身体好的东西或者药物，或者对"控糖"有帮助的东西，父亲都会想尽办法帮我找来试一试。

很多人告诉父亲，这是个不治之症，不可能会康复，叫父亲不要再努力了，但父亲从未放弃过。就这样日复一日，年复一年，在父亲的陪伴下，我学会了坚强面对。父亲是这辈子对我影响最大的人，他深深的爱暖得让我无路可逃，使我积极向上，从内心真正接受了这个病。

从那以后，我的状态开始改变了。既然回不到过去，那就把糖尿病当朋友，心情好了，精神好了，身体也更好了，血糖便更容易控制了。

感谢我的亲人和好友，他们不但没有因为我是个"糖孩"而嫌弃我，反而更加欣赏、佩服我，觉得我虽然从小就生病，却能够把生活过得这样多姿多彩，朋友们也经常说我活得精彩。

谈恋爱的时候，我很直白地告诉我当时的男朋友，也是我现在的老公：我有糖尿病！他瞪大眼睛开玩笑地：如果你有病，全世界的人可能都有病。我想，应该是我当时的快乐和开朗帮助了我自己，也帮助了我老公，不然，他怎么能娶到这么好的我呢？呵呵。

没生病之前，我是一个特别挑食的孩子，这不吃那不吃，生病之后，这个坏习惯就慢慢改掉了，什么东西对身体有益，我就喜欢吃。我也喜欢上了运动，几乎每天坚持走一个小时的路，而且很少熬夜，坚持早起早睡。感谢糖尿病，让我养成了更好的生活习惯，让我和家人都有了更健康的生活理念。

要问我经验，我觉得首先心态要好，生活就是如此，你把"他"当朋友，"他"就会把你当朋友，你对"他"微笑，"他"就会对你笑口常开。

其次，要多监测、多记录、多找原因，了解自己的血糖变化规律，摸清食物升高血糖的速度以及药物起效时间，只有这样才能很好地利用胰岛素和对应的食物。

第三，饮食以清淡为主。我每餐主食都定量，牛奶和鸡蛋是每天的必备品，吃水果必须得限量，如一个200克的苹果我一般会分两顿或三顿吃。

第四，作为糖尿病患者，一定不能够懒散，运动对"控糖"非常重要，我喜欢打太极、打羽毛球、练瑜伽、走路。

我家关系很融洽，基本上我若安好便是晴天，而我基本都是安好的，所以我家很少争吵。在我看来，生死之外无大事，如果真有什么让我难过的事情，我就去野外活动一下，或者找几个好友聚聚餐互相倾诉一下，或者去健身，出出汗发泄一下。其实不好的情绪只在那一刹那，发泄出来就好了。

我总结了一个公式，给大家参考：好血糖＝好心态＋丰富的知识＋良好的运动习惯。

刘欣
缓解情绪我有3招

小档案

　　刘欣，浙江人，患2型糖尿病20多年。

患者故事

　　邻居李大姐刚刚被诊断出患有2型糖尿病，她的心里很郁闷。她的纠结在于：为啥我会得这种病？我以后的生活该怎么办？到了截肢的时候我该怎么办？以后家里的日子怎么过？等等。这些不该想却又回避不了的问题，常常萦绕在李大姐的心头。像李大姐这种被郁闷情绪"绑架"的糖尿病患者不在少数。

　　我患2型糖尿病也有20多年了，非常理解新糖尿病患者的这种心理。如果郁闷能把糖尿病治好，那么大家就都郁闷去吧！事实上，郁闷不仅不能控制糖尿病，还会令血糖更加不稳定。我应对郁闷情绪有一套自己的方法，在此和大家分享。

找不到户口簿引发血糖波动

　　有一次我因为户口簿找不到了，很着急，刚测的餐后2小时血糖是7.4mmol/L，着急了一下，血糖就升到了12.0 mmol/L，情绪对血糖的影响就是这么大！

　　郁闷只会徒增烦恼，只会加重病情，不会有好的作用，反过来说，有病了，就按部就班地治疗，勇敢面对，这样反倒会减轻心理上的负担。因为在糖尿病的治疗上，心理状态起的作用是很大的。

寻找自己的排解方式

　　聊天：每当感觉情绪低落的时候，我会打开电脑和糖尿病患者聊天，解答他们问题，因为怕回答错了会影响糖尿病患者的血糖控制，所以，聊天时，我精力特别集中，聊着聊着就忘掉自己为啥郁闷了。

　　听音乐：听听歌曲、敞开嗓子吼几声，不用管别人爱不爱听，唱出来就痛快多啦。

　　外出：憋在家里容易郁闷，走出去找邻居或朋友聊天、逛市场、散步等都可以分散注意力，缓解郁闷情绪。

糖友支着儿——过快乐健康的生活

我就是这样排解我的郁闷情绪的。糖尿病患者也可以寻找适合自己的排解方式，例如去逛公园、和朋友打打扑克或麻将，但是不要成瘾，一旦成瘾就会久坐，对身体更加不利。坐到1个小时的时候要起身活动活动，避免身体僵硬，促进血液循环。

每天问问自己"开心吗"

北京协和医院向红丁教授为糖尿病患者总结了生活"5个点"：少吃点、多动点、多学点、监测点、放松点。我的理解是：控制总热量摄入，每顿饭七八分饱；平时多活动，别把自己的病当成挡箭牌，啥也不做，等着享受现成的；要用知识把自己武装起来，这样才会少走弯路；放松心情，积极对待，勇敢面对，持之以恒，收获颇丰。

所以，每天都不妨问问自己：今天，我开心吗？

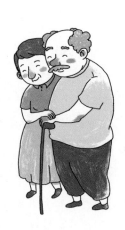

滕道林
心理暗示治愈神经衰弱

小档案

滕道林，安徽人，患糖尿病和颈椎病。

很多病是顽固的，不仅需要生理治疗，还需要心理治疗。我患有糖尿病和严重的颈椎病。这两种顽疾曾经发展到让我视力模糊、每天头重脚轻的地步，而且我每天都在胡思乱想，经常梦见自己已经失明，痛苦不堪。

看病时，医生说："从片子反馈的信息看，你的颈椎里长了骨刺，我教你一法，每天用手按摩患处半小时，然后左右、上下摇晃自己的头部，要轻柔，不要用力过度，慢慢就会好的。"

我把医生的话当成了"圣旨"，丝毫不敢懈怠。果然，一年后看到了很好的疗效，我的眼睛不再模糊，头重脚轻的毛病也好了很多。但是胡思乱想的毛病却还在，我不是担心糖尿病的并发症，就是担心颈椎病又影响了哪根神经。

我再问医生，医生解释说：长期的颈椎病及糖尿病使我出现了严重的神经衰弱，得另想办法。他给我开了一些药物，我尝试着吃了，没有一点效果。每天的胡思乱想仍然让我痛苦不堪。

后来，我遇见一位心理咨询师。他听了我的陈述之后，对我说道："神经衰弱是可以治愈的，你的情况是由糖尿病和颈椎病引起的，你只需要在心理上做一些指导就可以了。"我听完以后，很是怀疑，但还是按照他的指导去做了。

首先，他告诫我在心理上放下包袱，不要想着自己是一个有严重神经衰弱的病人，放松、放松、再放松。每到胡思乱想的时候，不要心急，就任由它去，多想就多想了，不要在情绪上有任何反应。一个月过去了，我做到了他的要求，可是问题还没有解决，我更加怀疑了。

紧接着，他又让我进行下一步调理：每天做一个小时的意守，在这段时间里，只想一件事情，这件事情是过去发生的，是让自己高兴的事情。我问能行吗？他说：只要有意志，一定能行的。

我在执行过程中，很是痛苦，因为光想一件事情，真的难以做到。刚开始我想着想着，中途就加入了其他杂念，从一个事情拐到了另一件事情上，反反复复，来回折腾。我努力克服困难，一次又一次，慢慢地过关了，慢慢地杂念越来越少了。现在每当我胡思乱想的时候，我一想起过去开心的事情，这些杂念就消失了，我的严重神经衰弱的毛病也被治愈了。发生在我身上的事情真是神奇极了。

我向他问及其中的奥秘，心理老师说，这是心理暗示所起的作用。在人的记忆中，难忘的事情总是被记得很牢，特别是高兴、愉快的事情，只要想着这些事情，每天都对它记忆、暗示，就会形成良好的习惯。所以，慢慢地其他的事情就被放下了，神经衰弱也就被治愈了。我感谢我的心理老师和神奇的心理暗示，也希望越来越多如我一样的朋友能够受益。

专家点评

意守通常是指在气功锻炼过程中，将意念集中和保持在身体某一部位或某一事物上的过程。通过意守，人可以排除杂念，实现"一念代万念"，逐步达到气功入静状态，并在此基础上体察身体各方面的感觉与变化，进行自我调整，以取得更好的练功效果。从心理学角度分析，意守是一个包括注意、感觉、知觉、想象、思维、暗示等多方面内容的综合性心理活动过程。

5

家庭篇

家有糖尿病患者，家属怎么办

糖尿病患者心中总有千般滋味：确诊时的无助，"控糖"时的迷茫，出现并发症时的艰难……糖尿病患者在长满刺的生活中忍着伤痛，为了健康而习惯倔强。

这时候，如果需要一个人来安慰，你会想起谁呢？

在他面前，你是会肆意发脾气，还是会如冰雪逢春般慢慢被融化？

2018年联合国糖尿病日的主题是"家庭与糖尿病"，全世界都开始重视家庭在糖尿病防控过程中的作用。

家庭成员包括配偶、孩子、父母及兄弟姐妹。本章通过多个故事，为您介绍在糖尿病家庭中家人该如何扮演好自己的角色。

愿每一位患有糖尿病的人都被家人温柔以待，也愿每一位家人都收获温暖的回报。

丈夫不重视"控糖"，患病13年血糖却正常

小档案

清舞飞扬（网名），山西人，糖尿病患者的家属。

患者故事

2006年11月，我老伴在体检时被查出来患了糖尿病。与很多糖尿病患者一样，当时我们都不敢相信，觉得不大可能。我们又去另外一家医院重新做了一次检查，诊断结果还是糖尿病，当时空腹血糖是11.9 mmol/L。

那年他48岁。在9年前，也就是他39岁时，他患上了遗传性高血压，之后就一直在吃降压药。全家人一直担心他的高血压会引发其他并发症。没想到，怕什么来什么，医生说老伴患糖尿病可能与高血压有关。

可得了糖尿病，老伴一直不当回事，该吃吃该喝喝，生活还和原来一样。于是，我就跟他约定：以3个月为期，如果他听我的安排，血糖达标了，以后就听我的；若没达标，以后我就不再管他，由他自己安排饮食。

"牛"吹出去了，我就得为自己的言行负责，也得为我老伴的健康负责。那段时间，我到处学习糖尿病知识。因为我学得多，所以在健康方面，我有了更多的话语权。所以，要想管住家人的健康，首先要学习，自己要懂。

饮食原则

很多人说糖尿病患者这也不能吃，那也不能吃，但通过学习，我发现其实很多食物糖尿病患者都是可以吃的。

俗话说：要想留住一个男人的心，首先得留住他的胃。如今，要想留住男人的健康，也得先留住他的胃。我老伴吃别人做的菜不习惯，一吃血糖就高，吃我做的菜，不但吃得欢心，吃完血糖还很正常。

我制订的"控糖"饮食原则如下。

（1）主食内容：杂，一般不少于4种。

面食：白面65%，杂面35%（包括玉米面、荞面、莜面、豆面、红高粱面等）。

米饭：大米60%，杂米40%（包括小米、黑米、红米、薏米、玉米楂子、各种豆等）。

（2）蔬果：杂。每餐不少于5种，最好8种。每天必有菌类和橙黄色蔬果。

（3）每天必有红肉：牛、羊、猪肉。

（4）吃饭顺序：菜、肉、主食。

（5）吃饭时间：30~40分钟。要细嚼慢咽。

为便于糖尿病患者记住，我总结了以下"控糖"口诀：

吃饭先吃菜，少吃油盐糖。

吃饭吃菜杂，远离速食餐。

运动三十分，天天一杯茶。

压力要缓解，睡好保安康。

今年是我老伴患糖尿病的第13个年头。这十几年来，他一直采用的都是均衡饮食加合理运动控制血糖的方法，没有吃过药，也没有打过针。

在前面十余年里，他的血糖基本达标。最近两三年，他的血糖略有波动，但也接近达标的水平。老伴每年坚持做体检，目前为止，还没有发现并发症。

"勤测血糖，认真总结，平衡膳食，坚持运动"是我帮助老伴"控糖"得出的16字方针。与糖尿病患者共勉。而且"控糖"后，还有个意外收获，他的降压药从原来的每日2片减到了0.5片，血压从原来最低158/90mmHg左右到现在的129/78mmHg。

塞翁失马，焉知非福？没想到得了糖尿病后，因为"控糖"做得好，连带着把血压也控制好了。

给糖尿病患者家属的5个建议

有人问我：遇到一个不愿意治疗或者不愿意配合的糖尿病患者，家属应该怎么办？我有5个建议。

1. 自己要多学习

学习更多的糖尿病知识，就知道该如何科学地管理家人的饮食。在两人争吵的时候，一方也会因为学了更多的知识，而更有话语权。

2. 对患者多鼓励、少责备，多体谅、少抱怨

所有的人都喜欢被表扬，不喜欢被批评。家属应该多从糖尿病患者的角度去帮助他们，毕竟他们都是病人。

3. 保持良好的心态，营造良好的家庭氛围

即便有泪也要悄悄流。家属也要有好的心态。比如，我老伴不重视糖尿病，换作其他家属可能会气急败坏。可若换个角度想，他不重视也好，没压力，心情好，反而有助于他控制血糖。

4. 把糖尿病患者当小孩，该哄就哄

我老伴虽然嘴上不承认，但他心里知道我是为他好的。他脾气不好的时候，我就哄着他，他心情也会好很多。

5. 多找机会带着他（她）去参加糖友活动

参加糖尿病患者活动，我收获很大，认识了很多血糖控制得比较好的糖尿病患者。老伴也开始重视自己的病了。

在父亲患糖尿病的75天里

小档案

夏雄，糖尿病患者家属，其父亲在50多岁时被查出患有糖尿病。

患者故事

我和糖尿病的第一次接触，源于一件很有趣的事。读大学时某次回家，有次上完厕所，便听到我妈在那里惊呼："崽伢子（当地方言，指孩子），你尿里怎么那么多泡泡，不是得了糖尿病吧！"我们那地方的人，认为尿里起泡泡就是糖尿病的一种症状，后来我才知道这是一种误解。于是第二天我妈便勒令我去当医生的小姨那里体检，结果出来后一切正常，家人便安了心。当时我很不以为然，认为她们太大惊小怪了。

2013年，我从深圳回来后加入了三诺公司，开始接触糖尿病，了解到原来这是一种可怕的慢性病。因为平时与糖尿病患者无过多交集，只是觉得得了这种病可能会很痛苦。直到今年2月份，公司的金稳血糖仪在做上市前的试用，我带了一台回家给家人试用。

父亲在一旁调侃我："哟，还像模像样的。"

我说："您也来测一个嘛。"

他说怕疼，懒得跟我玩。后来实在拗不过我，便递来了他的手。消毒、扎针、出血、吸血……结果显示"16.5 mmol/L"，我当时就懵了。对糖尿病已经比较了解的我，知道这是一个多么可怕的数字。

"爸，你最近有哪里不舒服吗？"

"没有啊，挺好的。"

"那你最近有没有经常想喝水，老是上厕所？"

"是有点，你怎么知道？"

专家点评

尿液里正常都会有少量泡泡，如果泡泡增多，可能是糖尿病导致的尿蛋白增多，但也有可能是其他原因导致的，比如膀胱炎或泌尿系统感染，甚至尿急时，排尿压力加大，尿速快，使尿液表面张力减小，也可见气泡增多。具体原因要到医院做尿检才知道。

父亲看我脸色有些不太对，心里开始忐忑，不断地用眼角余光看他的手指。我说："你可能需要有一个准备，你这个血糖有点不正常，我们得去医院看一下。"

此时外面的天灰蒙蒙的，似乎在酝酿着一场无声的细雨。第二天，没有吃早饭，我和父亲便赶到了医院，经过漫长的排队与等待后，他的脸上渐渐失去了笑容。最终结果出来了：餐前血糖 15.5 mmol/L，餐后血糖 26.3 mmol/L，糖化血红蛋白 9.0%。

医生说："基本能判断是患上糖尿病了，血糖太高，需要打胰岛素控制。"我回头望了望父亲，平时挺注意仪表的他，正在抓着头顶有些杂乱的头发。"胰岛素"这一个词对他来说太重了，因为他认为只要打上胰岛素就说明病情很严重了，而且打久了会上瘾。

回去的路上，天空已经下起了蒙蒙细雨，我俩都没有说话，父亲紧紧地抓着手里的化验单与医生开的药，而我此时也不知该说些什么。

回到家，父亲更加沉默了，母亲在旁边焦急地问这问那，他也不回答。我开始联系同事与朋友寻找糖尿病与胰岛素的资料。通过学习，我了解到这种治疗方式是胰岛素强化治疗，对于刚发现糖尿病且血糖高的人来说是一种特别好的治疗方案。于是我向父亲传授这些方面的知识，反复说明打胰岛素不会上瘾。但是他已经陷入了自己设定的恐惧中了，认为我只是在安慰他。

晚上睡觉时，我在床上翻来覆去，责怪自己平时对父母的关心太少了。此后的日子里，我跟着父亲去医院，教他测血糖，提醒他控制饮食，与他一起运动。

开始的两周，母亲经常跟我说："你爸的脾气越来越暴躁了，谁也不搭理，经常谁的电话也不接，血糖也一直居高不下。"这让我想起了一本书中讲的话："糖尿病患者的心理压力大过生理的压力。"忽然间，我觉得我们可能做错了，只是关注血糖而忽略了他内心的感受。

我与家人商量策略，不再对父亲提出各种要求，而改成每天与他聊天，与他分享我上班的趣事。去医院时，我会提前跑去跟医生说希望多多鼓励他。

通过治疗与开导，父亲慢慢有了信心，心情也开始变得好了起来。两个多月后，他的各项指标都恢复了正常。医生夸他血糖控制得很好，胰岛素可以停掉了，以后用药物治疗与饮食运动控制的方案就行，但一定要坚持下去。父亲也露出了这几个月来最灿烂的一次笑容。

这次前后共 75 天的经历对我产生了很大的影响，帮助我真实地了解了糖尿病患者。在后面的工作中，我也学会了站在"糖尿病患者"的角度去思考与对待用于糖尿病患者的产品。

出生1个月患上糖尿病，如今4岁健康活泼

小档案

> 燕姐，新生糖宝宝的妈妈，今年37岁，天津人。

患者故事

我家宝宝东东出生于2014年10月，刚生下来时因缺氧，在医院保温箱里观察了两天，才回到我们身边。这两天可把我急坏了，我担心缺氧会给孩子带来伤害，好在后来没事。

出院后，孩子出现了新生儿黄疸，又去医院检查，医生给开了茵栀黄。奇怪的是孩子总是吐，还不像普通的吐奶，看得我好揪心。

空闲时我就在百度上查这类症状，越查越觉得像是缺氧后遗症，还在月子里的我带上宝宝去找儿童医院最好的脑科专家。我妈和我老公都不理解我，她们认为我多疑，还责怪我说：为什么儿童医院那么火，就是因为有我这样神经质的妈。也许放在别人身上不是问题，可是我不放心，一定要查清楚是不是缺氧。我只能说，他们根本不懂得一个母亲的心。

孩子症状越来越不对劲，我积极地带孩子看医生

挂了号，看了脑科专家，专家说我可能是产后抑郁了。但是我很清楚自己并没有抑郁。生了东东，我开心得不行了，加之东东又遇上一系列的身体状况，我根本没有时间抑郁。在专家讲解的过程中，东东还在吐，而且越吐越厉害。我还发现月子里的小孩一般不爱喝水，他却喝很多水，每次喝完又开始疯狂地吐。

那时冬冬爸爸缺乏常识，看孩子吐了又给冲一大瓶，与其说他怕孩子饿，不如说他无知：一个新生儿喝那么多牛奶，喝完又吐，你当他是大人吗？但凡违背科学原理的事，一定是有原因的。

我当时脑袋炸了，直接瘫倒在地上

有一天东东突然呼吸急促，冬冬爸爸根本不当回事儿，但我觉得明显有问题。

我马上发了一个东东的视频给我弟弟。我弟弟是学医的，看完视频之后，果断地让我打 120 马上送孩子去医院。

当时我们完全没往糖尿病上想，到了医院一番检查后，医生说 糖尿病酮症酸中毒 。医生还说孩子昏迷了，随时可能抢救不过来。一听到这个消息，我感觉脑袋都要炸了，直接瘫倒在地上。

我清楚地记得，那是夜里，东东在抢救，我在一旁守护。当时家里人都不知道具体情况，只有我、冬冬爸爸和保姆在陪着东东。

第二天一早专家主任会诊，其中一个医生很郑重地跟我说，他这辈子只见过 5 例新生儿糖尿病 ，而且这 5 个孩子都死了，治也是白治。他的语气那么坚定，完全没有给我们当父母的留下一点点希望。

那时我们的心里就只剩下 2 个字，绝望。没法治，不能治，甚至一点点治愈的希望都没有，那一刻我整个人是疯掉的，心是被撕碎的，那是我一生中最痛苦的一天，我在想如果能用我的生命换回孩子的生命，我会毫不犹豫去换，只要孩子没事就好。

没事，能治，控制好了，啥事都没有

尽管是那么的绝望，但是我和东东爸爸没有放弃。我们一边让孩子在医院抢救，一边上网查询各种资料，后来得知北京协和医院肖新华主任可以治这个病。我们像寻得一根救命稻草般，连夜带着孩子去北京找肖新华主任。肖新华主任看了看孩子，果断地说：没事，能治，控制好了，啥事没有。

我们听到这句话，瞬间又感觉重回了天堂。对于肖主任的话我们深信不疑。之前，东东的血糖都是起伏不定的，一会20mmol/L，一会 1.9 mmol/L。在肖主任的帮助下，东东的血糖开始稳定了下来，很快就出院了。可是对于一个出生两个多月的

专家点评

糖尿病酮症酸中毒比较好发于 1 型糖尿病患者身上，指在各种诱因的作用下，胰岛素明显不足，有升高血糖作用的激素的量不适当升高，进而造成高血糖、高血酮、酮尿、脱水、电解质紊乱、代谢性酸中毒等病理改变的症候群，系内科常见急症之一。前期患者会出现呕吐、头晕、腹泻、呼吸中有烂苹果味等症状。

专家点评

新生儿糖尿病发病率很低，很多医院对这种病缺乏认识。2018 年 5 月 11 日，国家卫生健康委员会等 5 部门联合制定了《第一批罕见病目录》，新生儿糖尿病被收录其中。但其诊断和治疗方法与 1 型糖尿病差不多。

只有糖尿病患者知道

小宝宝来说，"控糖"真的很不容易，除了吃奶粉，就是喝水，每天要监测十几次血糖。那个时候我们什么也不懂，就靠监测血糖，去找规律。

认识很多糖友后，我们的生活像花儿一样

后来，我认识了很多糖友。比如韩旭琴，她是第一个陪伴我的糖友，我们天天一块儿交流摸索。当时也没有微信群，就我们几个宝妈相互交流。后来朵朵妈妈把我拉到了一个糖尿病患者群里，我终于找到了组织，群主"咖啡姐"（网名）无论平时工作有多忙，都会积极耐心地解答大家的疑惑。

在群里，我又认识了尧尧妈妈，她是我的好姐妹，她把我拉到天津糖尿病患者群里，在里面我认识了好多天津糖友，我的心一下子就不再孤单了，感到特别温暖。在天津糖尿病患者群里，我又认识了天津的杨老大，她"控糖"30多年了，身体倍棒，吃嘛嘛香。她带我们上天津电视台做节目，组织我们去给糖友献爱心，还经常举办糖友聚会，手把手教我们很多"控糖"方法，让我从一个对"控糖"束手无策的糖妈，成为现在基本上什么都能满足孩子，且能有效帮助孩子控制血糖的好妈妈。

我每天和大家一起交流学习，一起分享，共同进步，每一天都很有安全感。现在医学也进步了，耗材也发达了，我用上了动态血糖仪，夜里起来扫几次就可以了。我学到的越来越多，"控糖"越来越好，我真的不再迷茫，不再天天痛苦，我每天在群里学习，还与群里的糖友一起探讨美食。现在我感觉越来越幸福，生活像花儿一样。

我与孩子一起戴动态血糖仪，体验血糖的波动

使用动态血糖仪能随时监控到血糖变化。比如我发现吃面条后血糖升得快，降得也快，喝奶则很平稳。我就想试试，如果我戴上血糖仪，吃这些东西我的血糖会是什么样。

东东刚带上这个血糖仪时老抓手臂。我想体验一下，到底有多难受。戴上第一天没有感觉，第二天皮肤便开始痒，不过没几天就适应了。然后我故意吃东东平时吃了升高血糖速度快的食品，果然是这样的，升得很快，然后半个小时内就降下去了。

有一次我还试过胡吃海塞，结果血糖一下升到了 7.8 mmol/L，这说明正常人也不能无所顾忌，规律生活、规律运动，才是正确的生活方式。

给糖宝父母的建议

（1）跟糖友多交流、多学习，遇到血糖不稳时，要多和糖友探讨。三个臭皮匠顶个诸葛亮，遇到问题要及时解决。

（2）勇于面对现实，不胡思乱想。糖尿病并不是绝症，只要控制好血糖，糖尿病患者也能和健康人一样生活、工作。所以说，糖尿病并没有那么可怕。

（3）孩子难免会想吃一些零食，这个要讲清楚，吃是可以的，但吃完要么运动，要么打针，以保证血糖平稳。

在东东血糖高不能加餐的时候，我就给他一些含糖量低的食物，毕竟孩子还小，在不影响血糖的情况下，我会尽量去满足他。

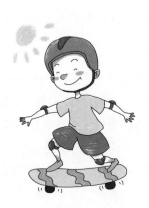

糖尿病宝宝入园被拒，妈妈如何与老师沟通

小档案

　　鸿玮，糖宝宝的妈，天津人，其孩子因患有 1 型糖尿病入园时被幼儿园老师劝退。后来她运用专业的知识成功说服老师接纳孩子，帮助孩子过上了正常的幼儿园生活。

患者故事

　　对于幼儿园老师劝退孩子，我们要理性看待。一方面，当然会很生气，这是本能，但是我们不能带着怒气去解决这个问题；另一方面，我们也要换位思考，去理解老师，老师可能对这个疾病完全不了解，如果父母怒气冲冲去跟老师理论，情况可能会越辩越乱。

　　那么，合理有效的沟通应该是怎样的呢？

　　首先，在沟通前要做好相关的功课。比如准备好孩子的诊断证明，关于糖尿病患者护理的注意事项，像如何预防低血糖等，另外最好再准备一些世界上患有糖尿病的名人的故事和资料。

　　接下来，就要邀约班主任了。一般幼儿园给每个班级安排了 2 教 1 保，（2 名教师和 1 名保育员），可以把 3 位老师都约出来，选择咖啡厅或其他方便聊天的场所。这里建议大家最好选择面谈，不要用 QQ、微信或写信的方式，因为老师也比较忙，要处理各种事务，没办法静下心来琢磨你的信息或信。当然，如果跟老师不太熟，也可以约老师在学校谈。

　　那具体谈什么呢？

　　首先要跟老师讲明什么是糖尿病，讲明孩子的患病史。可以做一个卡片，告诉老师各种情况的处理方式：如果孩子发生低血糖了，应该怎样做；什么时候监测血糖；如果泵管堵了，或者动态血糖仪出现异常了，该怎么办；打胰岛素的注

专家点评

运动量比较大，或者吃了很多食物的时候，需要监测血糖；如果发现孩子眼神恍惚、出汗、手抖，应该马上监测血糖。如果血糖低于 3.9mmol/L，则需要赶紧喂糖。不过，现在很多 1 型糖尿病儿童都佩戴了动态血糖仪，不需要频繁监测血糖。

5. 家庭篇 家有糖尿病患者，家属怎么办

227

射部位是哪里，等等。

如果觉得内容太多，老师记不住，就特别强调发生低血糖时应该怎么办。因为对于患1型糖尿病的孩子来说，低血糖是最危险的事情。

在跟老师沟通的时候，需要注意语气，一定心平气和。这样一方面能让老师在跟你沟通的时候比较轻松，另一方面也会给老师留下"这位家长很理性"的印象。相反，如果我们一进去，就用很悲情的语气去讲，希望博得老师的同情，反而会让老师有太多的负担。

讲完糖尿病的注意事项后，还需要跟老师交代几点，如孩子外出活动、上体育课时需要注意什么；上课期间，请允许孩子带零食到学校，允许孩子加餐，适当吃零食。

其实很多幼儿园之所以会劝退患糖尿病的孩子，主要是因为他们对这个疾病不了解，如果家长心平气和地分析了这个疾病，老师也会更有信心帮助孩子。

大多数人都是有爱心的，我相信很多老师和幼儿园都能接受这点。

专家点评

孩子外出活动、上体育课最应该防范的就是低血糖，以及可能出现的外伤。如果出现低血糖（血糖低于 3.9mmol/L），需要立即补充糖水或糖块；如出现外伤，则最好送往医院包扎。

嫁给1型糖尿病患者是一种怎样的体验

小档案

　　小洋，患者家属，其丈夫高中时期就有糖尿病。

患者故事

　　李先生是1型糖尿病患者，从高中查出来到现在，其病史也有近十年了。

　　在我的眼里，李先生性格开朗，热爱运动，笑起来阳光又可爱。他还是一位天生的段子手，逗人笑的能力一流，跟他在一起的每一天我都特别开心。

　　他从来不觉得自己是个病人，相反，他认为自己是个运动小能手，我能想到的运动他几乎都会。他跑步像脱缰的野马一样快，每次带我出去跑步，5公里后我几乎瘫死在地上，他竟然能说笑自如。

　　在他跟我讲这件事之前，我觉得他就是一个普普通通（但又发着光的）、健康、阳光、热爱运动的大男孩。

　　看到他从口袋里掏出的胰岛素针，朝肚子上打了下去，我吃惊地问：

　　"哇，你该不会是个外星人吧，还要打'能量水晶'，那个针看起来也超酷的。"

　　后来，我开始明白怎么自己测血糖，我会在做饭的时候把白砂糖换成木糖醇，会配合他在吃饭前偷偷摸摸地掩护他打针，也了解了如果他晕过去我要怎么救他。

　　我陪他一起不吃甜食，陪他一起跑步，陪他早睡早起、按时吃饭。

专家点评

其实糖尿病患者除了不宜无限制地吃蔗糖、蜂蜜、葡萄糖等糖类，使用木糖醇、麦芽糖醇、山梨糖醇或非营养性甜味剂是完全可以的。但因人类对此类甜味剂的耐受性较差，故不宜超量食用。非营养性甜味剂是指甜度高出糖几十倍到几千倍的高倍甜味剂，如糖精、甜蜜素、阿斯巴甜、甜菊苷、罗汉果甜苷等，用这些甜味剂做饮料、甜食都是不错的选择。非营养性甜味剂虽然非常甜，但由于它不产生热量且用量极少，所以没有升血糖的作用，糖尿病患者完全可以放心地食用。

5. 家庭篇　家有糖尿病患者，家属怎么办幸好他本身对甜食就不怎么热爱,只是可怜了身为"甜食狂魔"的我,看着橱窗里的蛋糕流口水还得安慰自己:吃糖长胖还长痘,不吃不吃。

因为长期腹部扎针,本来身材超好的他,打针处的那两块肉变得有点硬,很难减掉,但我还是能隔着肉摸到他的腹肌,其实我心里是挺心疼的。

我试过一次血糖仪,采血针扎得痛死了,但这就是他的日常。我能做的,就是把他的日常变成我的日常,我会记住他的一切:打针的时间、血糖仪上的数字……

我希望,他能在他可以享受的生活中,享受到最好的。

我只想保护好他。

李先生很爱我,就像一个正常健康的男生去爱一个女生一样。

他从来不会因为他的病无理取闹,也不会以此作为吵架的武器。

我们住在一起的日子,他把我照顾得像个宝宝。

李先生说,因为这件事,他更注意健康生活,熬夜、胡吃海喝这些事情都与他无关了。

每次去复查,医生都说,李先生是他们见过控制得最好的病人。

一个努力健康生活的人,我觉得,怎么都比那些天天吃垃圾食品、熬夜抽烟不运动的人活得好吧。

起码,我看到的,是他热爱生活以及努力爱我的样子。

对于陪伴他的我而言,只是生活中少了很多吃糖的机会,但是他给我的甜,超过世界上任何的糖。

李先生问过我,会不会因为这个病不跟他结婚?

我说,只要你一直都是现在这个阳光开朗的样子,我们就永远不分开。

李先生在我眼里就是正常人,只不过每天要打4次"能量水晶"。

谁让他是我的超人?

糖尿病患者可以和正常人一样生活,甚至活得更健康。重要的是,他自己和陪伴他的人用很好的心态去面对这件事。在我看来,如果两个人彼此相爱,性格足够合适,这根本不足以成为在一起的困难。打败爱情的,不是病,而是两个人不同的观念和处事方式。不要害怕,像正常人一样去生活吧。

恩,故事讲完了,说点现实的。

关于花销

每个月要花不少钱在药和耗材上,还要定期体检什么的,但是因为他有医保,所以我们的经济压力并不大,我觉得是正常人完全可以承受的。

关于生活

他力气很大，活蹦乱跳，因为爱运动所以身材很好（就是最近长胖了点，总被我嘲笑），我觉得这个病对人的力气和精神状态不会有影响（前提是要好好控制血糖，保持好的心态）。结婚后，我们的生活一切正常。所以病不决定一切，重要的是自己有没有健康的生活习惯。

当听到孩子的第一声哭声时，我哭得稀里哗啦

小档案

　　大大高小小茜，四川人，初中时患糖尿病，在母亲的细心照料下血糖控制比较好。成年后，母亲也不幸患上糖尿病，一家人在勇敢地抗糖。

患者故事

　　看电视、读小说经常会读到"一夜白头"的故事，我总觉得很夸张，直到我亲眼看到我母亲在几天之间白头后，我才相信，世间真有"一夜白头"。

　　那是2006年4月15日，我15岁，离中考还有两个月。

　　像很多1型糖尿病患者患病初期的症状一样，那时候，我每天要喝5瓶矿泉水，吃好多饭。我母亲看着我说："你在长身体，要多吃点。"然后在某天的中午，我妈给我做了一顿红烧肉，吃饱后我就因不舒服去了医院——结果血糖达20mmol/L。

　　在确诊为糖尿病的那一夜，母亲头发白了好多，但在我面前她从不表现出悲观伤心的样子，只是告诉我要坚强乐观，一切都会好起来。老师、同学、亲戚都来医院看望我，有人在哭，有人强忍泪水，有人和我一样不相信命运跟我开了这么个大玩笑。说真的，记不清那个时候我一个人躲在病床上哭过多少次。

　　当时以我的成绩，肯定可以考上重点高中，但是由于住院半个多月，我落下不少课程，最终只上了一所普通中学。

　　高中时期，我开始叛逆，对自己的疾病不满，对学校不满，血糖经常上下波动，有一次血糖已经低到2.3mmol/L了，我依然不肯吃饭。我的主治医生陈应辉医生跟我说："你妈在外面哭呢。你这样可不好，把你自己拖着，把你妈也耗着，其实大可不必这样嘛，你只要控制好血糖，大学照样考，工作随便选，糖尿病并不会对你有多大影响。"

　　陈医生是我见过最不给病人压力的医生。他总是慢条斯理地说话："没有问题，不

用担心，会好的。"在他的劝说下，我开始接受这个病，开始理解父母。

18岁，我高中毕业，考上了北京现代音乐学院，但因为离家太远，家人担心我一个人在外面照顾不好自己，血糖控制不好，拒绝了我去北京的要求。我没有一点埋怨，父母为我做的我都懂。于是我留在四川，选择离家很近的大学就读师范专业。我从来没有觉得我和别人有什么不同，只是吃饭的时候比他们麻烦一点。我坚持每天跑步，保持良好的心态，随时监测血糖，定期复查身体。那个时候我觉得我和身边的朋友们一样，可以追求梦想，可以喜欢自己喜欢的男孩子，可以拥抱美好的未来。

我与男朋友谈恋爱的时候，有一段很有意思的对话。

我一开始就跟他说："我身体有点问题，你介意吗？"

他问我："啥问题？"

"血糖有点高。"

"血糖高是啥病？"

"糖尿病。"

"哦，糖尿病又不是啥病，我还以为……以为是不孕不育呢，哈哈。"

很多年后，他成了我的老公，他柔，我躁，很搭。

但生活不是电视剧，不能总是喜剧。

2012年春天，母亲也检查出来患有糖尿病并伴有视网膜病变。和我15岁的时候一样，只是这时候躺在病床上的是她，照顾她的是我。母亲像个小孩子一样，害怕打针，害怕测血糖。为了让她不害怕，每次护士给她测血糖时，我都会拿自己的血糖仪在旁边和她一起测。我没有哭，我必须坚强给她看，只是希望病痛都给我一个人，给母亲多一点舒坦。于是我们娘俩的抗糖之战就这样打响了，我督导她，她督导我，日子虽然过得辛苦，但好在经历了这么多，我们都变得更坦然了，也都学会了接受。

之后一年，我决定要一个宝宝。有人劝我不要生孩子，但在和医生、家人商量后，我还是决定把孩子生下来。也许他会经历千辛万苦来到世间，但他的妈妈很坚强、很坚强。怀孕是件很辛苦的事，尤其对于我们糖尿病患者来说，血糖控制会变得很难，我比正常产妇去医院产检的次数要多得多，血、尿、心电图、肝功能、肾功能、糖化血红蛋白水平……每一项检查我都不敢落下。

怀胎十月，我每天都坚持7次以上的血糖监测，有时还会测8~12次。因为刚开始怀孕的时候，我有胰岛素抵抗，最多的时候我一天注射120单位的胰岛素。我刚生完孩子那段时间，你会看到我的手指上密密麻麻的针眼。那时每天凌晨3点，我都坚持测夜间血糖。有时实在不想起来，我老公就会起来帮我测。他也从来不让我到外面乱吃东西。

生孩子之前，我的主治医生陈应辉问我害不害怕，要不要他陪伴。我笑笑，摇了摇头。然后他就找到妇产科医生，仔细交代如何操作胰岛素泵，如果要摘下泵，应该如何摘，如何管理血糖。我真的很感谢他。

我的妇产科医生对我也很好，直到现在，我去医院碰到她，她还会看着我说："你就是那个怀孕时天天测血糖的娃娃吧？"然后还会加上3个字："好坚强！"

如果不经历，任何人都难以理解"好坚强"3个字背后的心酸，但是，如果没有这背后的心酸，也就无法理解孩子降生时带给我的幸福感。当医生把孩子抱出来时，我听到了女儿哭的声音。一听到那奶声奶气的哭声，我也跟着大哭了起来。

这哭声里有心酸，有委屈，也有幸福。

如今我女儿已经3岁多了，我总是担心她会患糖尿病，所以经常在半夜里趁她睡着的时候，偷偷帮她测下血糖，她睡得很香，但醒来时她知道昨晚我又扎她手指了。

生活总是充满着各种意外。2016年1月30日，我父亲去世了，他才50多岁，母亲很难接受这个打击。我忙前忙后处理父亲后事。那段时间，我的血糖波动比较大，体重降了18千克。

之后我一直严格控制血糖，定期去医院做检查。前段时间刚查了糖化血红蛋白水平，结果为5.6%，并发症筛查结果也都好。在控制好疾病的时候，我想努力多赚钱。我辞去了教师工作，与别人一起创业，开了一家小公司。我得到了很多人的帮助，我想赚钱后，去帮助别人。

有一次，我在医院碰到一个病人，一看家庭条件就不太好，他不愿意接受治疗，我知道他可能是因为没钱才拒绝治疗的，所以趁他不注意的时候，我偷偷塞了1000元给他。我不想让他知道是我给的，因为每个人都有自己的尊严。

虽然我经历了很多，但我觉得我挺幸运的：我性格很好，很乐观。我感觉目前生活也很好，母亲已经走出了阴影，经常跟着老年协会的朋友们去旅游。我女儿马上要上幼儿园了。老公跟我感情也很好，婆婆也没有觉得我的糖尿病给家庭带来了什么。在我们的私家车里，凡是我手指能够得着的地方，永远放着彩虹糖或棒棒糖，那是老公给我预防低血糖准备的。

如果哪一天我女儿真的"步我后尘"，我想我也能接受，以我对糖尿病的了解，以我努力换来的经济条件，我想我能应付得过来。

夫妻同患糖尿病，糖尿病会传染吗

小档案

　　佚名夫妻。丈夫，62岁，患2型糖尿病4年；妻子，60岁，患2型糖尿病3年。两人退休前都是教师。

患者故事

　　今年春天在西安举办的糖友活动会上，来了好几对夫妻。刚开始我还以为他们是带另一半来学习的，后来有一位阿姨问我：为什么我们都是夫妻同时患糖尿病的？糖尿病会传染吗？

　　好多年没听过这个问题了。不过，我们首先要明确糖尿病是不会传染的。那为什么夫妻会同时患上糖尿病呢？

　　用丁香医生的话说，原因有三：

　　一拜"天地"，即拜基因所赐；

　　二拜"高糖"，即拜不良生活方式所赐；

　　三"夫妻对拜"，即拜相同的不良生活方式所赐。

　　上海瑞金医院内分泌代谢病科王卫庆教授指出，有研究团队在2011~2012年选取全国25个社区中34805对年龄在40岁及以上的夫妻开展调查。研究结果显示，与配偶为非糖尿病的调查对象相比，配偶罹患糖尿病的调查对象罹患糖尿病、肥胖、代谢综合征和心血管疾病的概率更高。

　　夫妻之间若有一方患有糖尿病，那么另一方患糖尿病的风险是一般人的1.3倍。

5个方法杜绝"传染"

1. 防止太胖

　　"一胖毁所有"，说的不只是视觉审美，还有健康。胖，真的容易让人生病。努力保持BMI在18.5~23.9，最好能在22左右。男性腰围控制在90厘米以内，女性腰围控制在85厘米以内（记住这个腰围"985工程"哦）。

2. 健康饮食

　　多选择新鲜的全谷物食物和蔬菜，避免太甜、太油、太咸、深加工、高热量的食物，适当吃一些杂粮以及富含膳食纤维的食物。

3. 养成运动的习惯

运动的好处非常多。要把运动当成一种习惯，爱运动的人不仅表面上很风光，其内心也一样阳光。运动给人带来的好处非常多。

4. 定期体检

如果你已经患糖尿病，那么可以定期给身边的亲人也测测血糖（视情况而定，较胖、不爱运动的人，可以每周或每个月测一次），一旦发现血糖偏高，要及时干预。糖尿病发现得越早、干预得越早，花钱越少、受罪越少。

5. 放轻松

别给自己太大压力，要知道，与家人一起预防糖尿病，全家人都会越来越健康，生活也会越来越幸福。这种"柳暗花明又一村"的惊喜，一定是你想象不到的！

2岁患病，如今22岁，
家庭给了我隐形的翅膀

小档案

刘萌萌，患1型糖尿病20年，现是天津医科大学大三的学生。

患者故事

我出生在山西省大同市的一个小村里，今年22岁，是家族里唯一一个患1型糖尿病的人。糖尿病与我相伴近20年，给我和我的家人都留下了很多特别的记忆和感受。

我对于刚生病的时候没有什么记忆，听家人说，开始时我只是感冒，但是精神越来越差，不玩不闹，不吃饭，还喝好多水。我的状况越来越差，家人意识到可能不是感冒那么简单，然后就带我去了县医院。检查之后医生说可能是糖尿病。在那个时候，小县城医院的医生给不了父母更多的解释，只是让去外边的大医院看看。

我想，那个时候父母的心情应该是难以形容的恐惧和难过吧。

在北京儿童医院我被确诊为1型糖尿病。从那个时候开始，我的人生就与糖说再见了！取而代之的是胰岛素。住院时的情形我没什么记忆，到现在我脑子里偶尔出现的那些画面，我都分不清是现实发生的还是在梦里出现的。

我记得当时的医院不准家人陪伴，所以除了每天几个小时的固定探视时间，其他时候我都是一个人待在医院里的。两岁多的我，一个人在陌生的医院，听着别人说不同口音的话，还要面对时常来"折磨"我的医生、护士，所以在医院的大多数时间都在哭。

我想，那时候的心情应该可以用"生无可恋，撕心裂肺"来形容吧。听老爸说，我是在病情相对稳定的时候强制性出院的（医生并不建议我出院），一是因为经济条件限制，三是因为他们接受不了两岁的我独自在医院里哭到嗓音嘶哑仍不停歇的样子。从此，父母就开始了陪我抗糖的生活。

我家在一个小山村里，经济状况不是很好，我的病给这个刚成立几年的小家带来了更大的打击。在我记忆里，我的父亲1年里至少有8个月是在外边工作的。父母都尽力地为我提供更好的生活和护理环境，但是还是有很多地方不达标。例如饮食，从小我就没有得到过特别的饮食照顾，每顿饭都跟着家人吃，但是不吃绝对禁忌的东西。

父母觉得我正处于生长阶段，需要的营养比较多，又没有吃补品的条件，所以在母亲的监控下，粥我可以喝一点，土豆粉我也可以吃一点，除了糖，几乎所有我感兴趣的东西我都可以吃。但是他们不会任由我吃很多，很多东西我只能尝一下，所以直到现在我看到美食都喜欢说"尝一下"。

到了冬天，因为没有新鲜的蔬菜，母亲就会换着花样做粗粮饭，含糖量相对较低，还营养丰富。母亲还每天定量供给我水果，例如半个苹果、一个橘子，因为可以品尝到甜味，所以这是我每天最开心的时候。在母亲看似松懈却又很严格的饮食管理下，我成功地避开了并发症。

2000 年，我 4 岁，我的弟弟出生了。做了姐姐的喜悦无以言表，看着那小小的一团，"姐姐"这一名词在我心里有了无比高大的形象，我身体里自然而然地爆发出了强大的保护欲。我们比较愉快的"初见"给我们奠定了坚实的感情基础。这 18 年里的每一天，我们都相处得比较愉快。我承担着做姐姐的责任，也享受着来自弟弟的照顾与关心。

在父母的影响下，弟弟也对我很多不能做的事产生了包容心理，而我的好多习惯也对他造成了很深的影响。就像我定量吃水果，小时候的他也有样学样，我吃多少他吃多少，他虽然对食物没有限制，但是也从来不会一次性吃太多的水果。平时母亲给我们买吃的，就像饼干，我的是无糖的，他的是普通的，给我们的时候就说清楚，各吃各的，不许混着吃，所以我俩从来不会像别人家的孩子那样因为谁偷吃了谁的东西而争吵。像这样的事情还有好多好多，总体来说，因为我一个人，我们一家人都有了好多别人家没有的规则和习惯。

我的父母都没什么文化，母亲没工作，父亲大多数时间在外打工，但是我觉得我的父母是世界上最伟大的人。我从生病到现在 22 岁，几乎没有见过我父母在我面前流露过太悲观的态度，甚至我一度觉得他们是世界上最乐观的人。我所有的不开心或者困扰，都可以被他们轻易化解，而我和弟弟小小的成就就可以让他们得以满足，开心很久。

但是听奶奶说，在我第一次住院的时候，我一个人在医院里边哭，父母在医院外边哭。长大以后我才明白，他们不是不会难过，不是不懂痛苦，而是从来不会将这种情绪带给我们。能够做到这一点，是需要多么强大的控制力呀，这也是我对父母产生敬畏感的主要原因。他们在我面前的乐观、开朗，让我小小的世界升起了太阳，洒满了阳光，让我在今后的人生中有勇气去面对所有的不幸和挫折。这种家庭的影响，就像是给我残缺的人生安上了一双隐形的翅膀，让我有勇气飞向更远的地方。

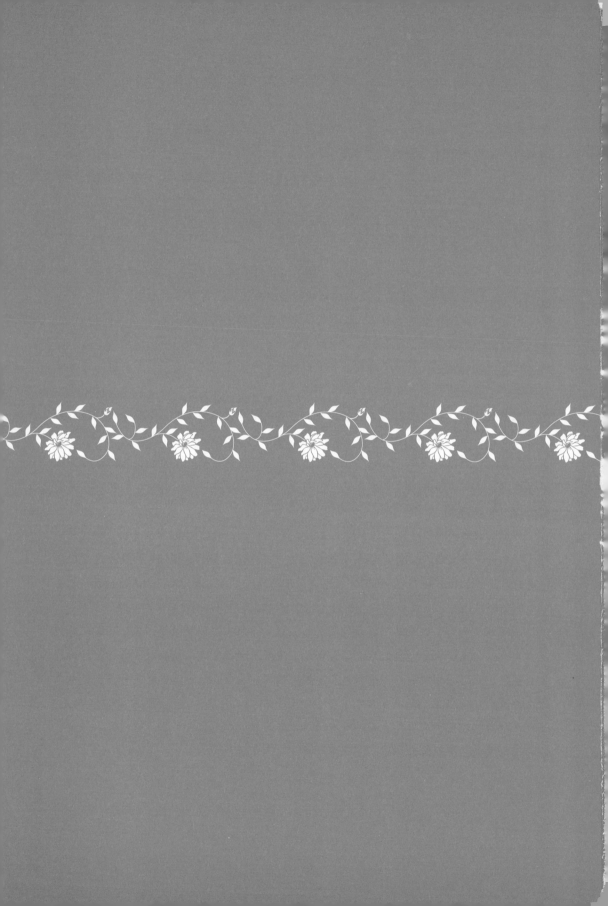